老年人康养照护系列

失智症

康养照护

LAONIANREN KANGYANG ZHAOHU XILIE

**SHIZHIZHENG
KANGYANG ZHAOHU**

主　编◎陈雪萍　王撬撬

副主编◎金　菁　徐超楠

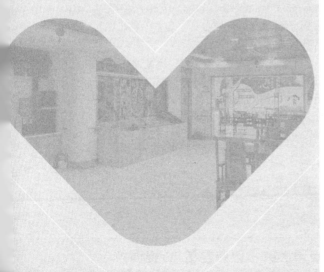

ZHEJIANG UNIVERSITY PRESS
浙江大学出版社
·杭州·

图书在版编目（CIP）数据

失智症康养照护 / 陈雪萍，王撬撬主编. —杭州：浙江大学出版社，2023.5(2024.8重印)
ISBN 978-7-308-23600-3

Ⅰ.①失… Ⅱ.①陈… ②王… Ⅲ.①阿尔茨海默病—护理 Ⅳ.①R473.74

中国国家版本馆 CIP 数据核字（2023）第 052705 号

失智症康养照护
SHIZHIZHENG KANGYANG ZHAOHU

陈雪萍　　王撬撬　　主编

策划编辑	阮海潮(1020497465@qq.com)
责任编辑	阮海潮
责任校对	王元新
封面设计	林智广告
出版发行	浙江大学出版社
	（杭州市天目山路 148 号　邮政编码 310007）
	（网址：http://www.zjupress.com）
排　　版	浙江时代出版服务有限公司
印　　刷	杭州高腾印务有限公司
开　　本	850mm×1168mm　1/32
印　　张	4.125
字　　数	69 千
版 印 次	2023 年 5 月第 1 版　2024 年 8 月第 2 次印刷
书　　号	ISBN 978-7-308-23600-3
定　　价	25.00 元

《老年人康养照护系列》

编委会

主　任　陈小英　柯武恩

副主任　赵　霞

委　员（以姓氏笔画为序）

王撬撬　阮利娟　李水浓　陈亚庆

陈雪萍　周晨斌　高　波

组织、支持单位：

国家卫生健康委南京人口国际培训中心

中国老年保健协会健康照护与教育分会

汇泉健康集团

浙江省时代养老服务评估与研究中心

浙大城市学院

宁波颐乐园

义乌市怡乐新村养老服务中心

嘉善县西塘镇社会福利养老服务中心

宁波高新区小柏家护信息技术有限公司

《失智症康养照护》
编委会

主　编　陈雪萍（浙江省时代养老服务评估与研究中心）
　　　　王撬撬（浙大城市学院）

副主编　金　菁（浙江省时代养老服务评估与研究中心）
　　　　徐超楠（浙江省时代养老服务评估与研究中心）

编写人员（以姓氏笔画为序）

　　　　王武能（宁波江北慈城步韬益寿院）

　　　　王娟娟（宁波颐乐园）

　　　　朱小玲（浙江睦邻养老服务有限公司）

　　　　阮利娟（嘉善县西塘镇社会福利养老服务中心）

　　　　李水浓（宁波江北慈城步韬益寿院）

　　　　束亚芹（宁波颐乐园）

　　　　陈雪萍（浙江省时代养老服务评估与研究中心）

　　　　金　菁（浙江省时代养老服务评估与研究中心）

　　　　周晨斌（义乌市怡乐新村养老服务中心）

　　　　柯武恩（宁波颐乐园）

　　　　姚　露（浙江大学医学院附属邵逸夫医院）

　　　　徐超楠（浙江省时代养老服务评估与研究中心）

　　　　高　波（宁波鄞州怡康院）

　　　　梁　赉（浙江旅游职业学院）

　　　　梁　童（义乌市怡乐新村养老服务中心）

前　言

　　笔者离开高校近三年来,专注于养老服务相关工作。在对几个地区 50 余家养老机构进行深入评估后深深体会到:由于养老机构从管理人员到一线服务人员的流动性较大,专业管理人才缺乏,每一项工作如药物管理、失智照护、安全管理、老年人能力评估与照护计划等,从理念到实践能系统地贯彻和落实很不容易。

　　随着老龄化、高龄化的发展,老年人群认知障碍者不断增多,逐渐成为养老服务机构必须面对的一个问题。2022 年浙江省全面推进养老机构"认知障碍照护专区"建设(浙民养〔2022〕34 号),并对环境、设施、服务内容和管理进行了规定,在财政补助政策的推动下,各地开展了失智症照护单元的规范化建设,共有 6000 余床位的设施设备进行了改建。笔者团队在杭州市民政局公益创投项目(2022B009)支持下,对杭州地区 20 余家正在建设或已完成建设的失智症专区进行实地走访,发现大多数养老机构缺乏专业管理者,环境设计缺乏从理论到实践的系统性考虑，多是拼凑式的，没有体现自身特色的软装设计，对于文件中要求的配套设施和"五感疗法、作业疗法、怀旧场景、娃娃疗法"等进行机械性的布置。许多养老机构是同一装修单位承担装修，重复出现不恰当的装修问题。为此，我们花了较多的时间为每家养老机构指出存在的问题，并提供改进的建议。硬件建设在较短的时间内可以较快地得到改善，但服务能力的提升需要较长的时间。

良好的康养照护可以延缓认知衰退的进程。为此，在国家卫生健康委南京人口国际培训中心相关项目的资助下，我们联合杭州砚江科技公司、杭州砚菁科技服务公司、嘉善县西塘镇社会福利养老服务中心、义乌市怡乐新村养老服务中心和宁波颐乐园等共同探索"失智症康养照护内涵"建设，完成以下项目：①制定失智症康养服务目录、服务规范与服务流程；②完善老年人能力评估系统，对失智老人建立"评估—计划—实施—评价"的科学照护实践和管理模式；③制作一体机载入系列认知训练小程序、康养照护视频，制定环境设计方案，辅以养老服务机构失智症照护软件、硬件建设，提升服务水平；④编写教材、拍摄视频、开设线上课程,开展"失智症康养照护专项能力"培训,已有 500 余人获得培训证书。

围绕"日常保健、预防失能、失能康复及科学照护"不同层面,我们一直在努力开发中西医相结合的老年人康养照护技术,2021 年在国家卫生健康委南京人口国际培训中心的资助下出版了《老年人康养照护技术》(融媒体教材)4 册,相关技术得到广泛应用。之后我们不断探索,希望在不久的未来能陆续编写出版《老年人康养照护系列》4 个分册,即《失智症康养照护》《脑卒中康养照护》《帕金森病康养照护》《临终照护》,不断完善养老服务人员应具备的基本知识和技能体系。

理论与实践探索紧密结合,在系统梳理国内外研究成果的基础上,于实践应用中不断修正,结集出版《失智症康养照护》一书。本书从疾病概述、日常照护、保持患病后的生活品质、异常行为应对到康养照护技术、实践示范基地建设几个方面进行叙述,文字配以视频,力求简洁、实用,可操作性好,又不失科学性,希望为认知障碍老人照护者提供切实有效的康养知识和技术。

本书的编撰和相关视频的拍摄、制作是一项创新性的尝试，不足之处在所难免，希望在广大读者的爱护下不断修正、完善，在失智老人日常照护中发挥作用。

陈雪萍

2023 年 2 月 28 日

目　录

目录

一、概　述

　　老年痴呆(old people with dementia)是指发生在老年期,由慢性或进行性大脑结构的器质性损害引起脑功能障碍的一组疾病,是患者在意识清醒的状态下出现的持久的全面智能减退,主要表现为认知功能减退和行为人格改变等。老年痴呆主要包括阿尔茨海默病(Alzheimer's disease, AD)、血管性痴呆(vascular dementia, VD)、混合性痴呆和其他类型痴呆,其中阿尔茨海默病和血管性痴呆为主要类型。我国居民老年痴呆患病率为 5%～8%,约有 1600 万名患者,其中 AD 约占60%。这里主要介绍 AD 照护。

　　日本称该病为"认知症",而且将之前的"认知症患者"称谓更改为"认知症者",一字之差,改变的是人们的认知和服务理念,也就是说在照护此类老人时,照护的重点是"老人",而非疾病本身,示意如图 1。

　　因"老年痴呆"被认为涉及污名化,我国台湾地区称之为"失智症",养老服务系统通常也称之

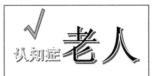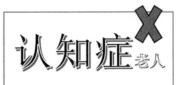

图 1 日本认知症照护理念转变

为"失智症",本书以此称谓叙述。

(一) 病因与发病机制

AD 病因不清,与遗传、高龄、低受教育水平、高血压、糖尿病、甲状腺疾病、抑郁症及生活方式等有关。发病机制尚不清楚,AD 是多病因、多重机制作用下的疾病,示意如图 2。

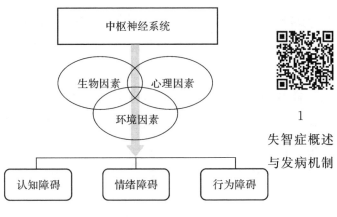

1

失智症概述
与发病机制

图 2 AD 发病机制

失智症一般在老年前期和老年期起病，起病隐袭，早期常不易被发现，病情逐渐进展。失智症的核心症状是认知能力下降、精神症状和行为障碍、日常生活能力降低。

1. 认知功能下降

（1）记忆下降：失智老人对刚发生的事、刚说过的话转眼就忘，记不住熟悉的人的姓名，常忘记或反复做某一件事情，对于新知识、新技能的学习掌握能力减退，而对年代久远的事情记忆相对清楚。这是失智症早期较为突出或核心的症状。早期主要是近记忆力受损，远记忆力受损则相对较轻，因被认为是老年人易忘事而常被忽略。随着病程的发展，远记忆也逐渐受累，残留的记忆稀少凌乱，可出现错构或虚构。最严重时，老人不认识自己的亲人，甚至连镜子或照片中的自己都不认识了。

早期大多数失智老人对自己的状况有一定的自知之明，感知自己的记忆不如从前，并力图掩饰或试图弥补自己的记忆缺陷；后期则认为自己的记忆没有问题或是别人捉弄他们。

一、概述

（2）视空间障碍：失智老人时间、地点定向力差，不知道今天是哪一年、哪一月、哪一天，不能辨别上午或下午、白天或夜晚，也不清楚自己所处的地方在哪里，有时在家中仍闹着要回家，时常在熟悉的环境或家中迷失方向，找不到厕所、卧室等，散步或外出迷路，哪怕在家门口也找不到回家的路。不能精确临摹一些简单的立体图，积木不能正确组装等。

（3）计算能力和抽象思维障碍：失智老人的计算能力下降，如无法进行100连续减7的计算，不能进行复杂运算。对于文字和语言的理解能力下降，有时不能理解和判断别人说的话，看不懂小说和电影，思维迟钝，不能区分事物的异同，不能进行分析归纳，不能正确处理问题，甚至无法完成自己原来熟悉的工作和使用熟练掌握的技能。

（4）语言障碍：失智老人早期往往找词困难，语言空洞，用词不当或张冠李戴，说话啰唆而不得要领，也会出现阅读和书写能力的减退，阅读和书写困难，叫不出物品名称（失命名），感觉性失语等。随着病情的进展，语法也出现错误，词类错用乱用，语句颠倒，最终胡乱发音，不知所云或缄默不语。

（5）失认：失智老人虽然感觉功能正常，但已不能识得和鉴别物品,也不能辨别地点、面容等。其中,面容失认是最常见的,无法根据面容来进行人物的辨别,逐渐地不认识亲属和朋友,甚至连自己也不认识了。

(6)失用:在没有理解困难和运动障碍的情况下,失智老人不能准确执行其熟悉的一系列连贯动作,如先挤牙膏再刷牙;无法按指令执行日常行为,如穿衣服时,将里外、前后、左右顺序穿错,进食时不会使用勺子、筷子或直接用手抓食物、用嘴舔食物等。

(7)人格改变:与病前判若两人。起初,失智老人行为懒散,遇事退缩,参加的活动减少,难以适应新的环境,对周围环境的兴趣降低,对人缺乏热情,变得自私孤独。随着病情的发展,老人的兴趣越来越窄,待人冷漠,情绪不稳定,容易激惹,时常因小事而暴怒,训斥或责骂他人,言语粗俗,殴打家人等。有些老人缺乏羞耻及伦理感,行为超出社会规范,如不讲卫生,捡拾破烂,或乱取他人之物据为己有,有些还会出现异常性行为等。

2
失智症认知
功能障碍

2.精神症状和行为障碍

（1）妄想：失智老人常会出现各种妄想。①被窃妄想：最常见，老人总是毫无根据地怀疑自己的东西被人偷窃或被藏匿；②被害妄想：怀疑家人会遗弃他，别人企图伤害他等；③关系妄想：常感到周围的事物都和自己相关，都是针对自己的；④贫穷妄想：认为自己很穷，对人甚至亲人非常吝啬，并到处藏钱，或把街上的废物捡回家中；⑤嫉妒妄想：常认为自己的配偶不忠，跟踪或监视配偶的活动等。

（2）幻觉：失智老人常会出现幻觉，以视幻觉最为多见。老人常说会看到偷窃者或入侵者，看见死去的亲人等。有些失智老人也会出现幻听，听到偷窃者或死去的亲人说话。嗅幻觉和味幻觉较少出现。

（3）焦虑抑郁：性格比较内向和保守者，容易产生郁郁寡欢、固执焦虑等心理。轻度失智老人多有焦虑不安，担心自己的工作、生活能力、钱财、健康、生命等。少数也会有情绪不稳、易怒、易激惹等情感障碍。失智较重时，老人往往表现为日趋明显的情感淡漠。其中，老人的抑郁症状最多见，尤其是中重度失智老人。

（4）攻击性行为：失智老人往往情绪不稳定，易激惹，会出现言语或身体上的攻击行为。最常见的就是对别人或照料人员的语言和身体上的攻击，如协助老人穿衣、洗澡、吃饭时，老人不配合，甚至打骂，语言粗俗，动作粗暴，使得日常生活照料变得非常困难。有些老人还通过咬、抓、踢等行为进行攻击。

（5）怪异行为：失智老人因记忆力等认知能力的下降，会出现多种无目的或重复的活动，如老人会忘记已买过菜而再次上街买菜；认为不安全而反复收拾衣物，搬移东西，将贵重物品藏在不恰当的地方等；有些老人会收集垃圾或将废物带回家；有些老人会出现跟在别人或照料人员身后不停漫步或出现"徘徊症"；也有的老人很少活动，只是在一个地方呆坐着，还有少数老人有尖叫、拉扯和其他怪异行为等。

（6）饮食异常：失智老人通常饮食减少，体重减轻，甚至营养不良。有些老人不知道自己吃饱没有，或者刚吃过饭又嚷着要吃饭，饮食过多，体重增加。也有少数老人会吃一些通常不吃的东西，出现异嗜症。

（7）睡眠异常，昼夜节律紊乱：有些老人常白天打盹，夜间精神兴奋、吵闹，睡眠节律紊乱。有些老人在傍晚时特别兴奋,易激惹,出现吵闹等行为,出现"落日综合征"。

(8)性功能障碍:失智老人常有性功能减退的情况,少数有不适当的性行为和性攻击。

3.日常生活能力下降

失智老人日常生活能力逐渐下降,通常在8～10年时间里从轻度发展至重度。早期生活自理能力大致正常,只是在灵活性上表现稍差,显得有些迟钝,需要别人的提醒和监督。随着病情的进展,完成日常生活和工作越来越困难,逐渐出现吃饭、穿衣、如厕需要帮助,不能处理简单的财务问题,最后完全不能自理。进入后期,吃饭需要他人喂,穿衣需要他人帮助,出现大小便失禁等。

3
失智症精神行为症状与日常生活能力下降

(三)失智症病情分期

1.轻度痴呆期

此期患者主要表现为记忆障碍,近期记忆损伤常为首发症状,远期记忆相对保持较好。患者在生活中主要表现为"丢三落四"和"说过就忘"。在发病早期基本生活自理能力没有受到明显影响而容易被忽视。在记忆障碍的同时逐渐出现语言障碍、视空间技能障碍等。最早出现的语言障碍为找词困难，主要表现为说话时忘记某个词语或找不到合适的词语替代。由于缺乏合适的词语来表达，往往出现空话连篇和唠唠叨叨。视空间技能障碍在老年痴呆早期就可出现，表现为不能准确判断物品的位置，如不能准确取物出现抓空或碰倒、不能将物品放置在合适的位置。有的患者还会出现时间定向障碍，不知季节和白天黑夜。情感淡漠和多疑也常在疾病早期出现。

2. 中度痴呆期

此期患者记忆障碍更为明显，认知功能进一步减退。用过的东西转身就忘，忘记自己的生日，不记得亲人的姓名，找不到自己的房间，不会正确计算，不能正确判断衣服的上下左右而出现穿衣困难等。随着痴呆的发展，会用的词越来越少，将不连贯的字、词不合理地组合在一起，使他们的话难以被理解。同时，患者的听理解出现障碍，经常答非所问，交谈能力下降，甚至不能与人沟通。思维、情感障碍及人格改变显著，患者对周围的事情

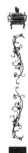

一、概述

漠不关心,还可能出现过度活动等异常行为。此期的患者不能正常工作、生活难以自理,需要他人帮助和照顾。

3. 重度痴呆期

此期的患者不认识自己和亲人,只有自发的几个单词甚至缄默不语。患者行走能力逐渐丧失,直至完全卧床不起,大小便失禁,生活无法自理。此期的患者常因为伴发压力性损伤、肺炎、骨折等疾病而死亡。

目前认为 AD 是不可逆、进行性恶化的疾病,但合适的治疗康复措施可以减轻症状,延缓痴呆进展。

4
失智症病情
分期

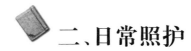

二、日常照护

1. 不随意改变生活环境

新的环境会使患者产生陌生感,易使患者情绪急躁并加重其精神症状,因此应尽量保持患者原有生活环境和生活习惯,照顾者也不宜经常更换。如果需要搬家应尽量在患者周围保留一些熟悉的物品,如照片、生活用品、装饰物等。室内摆设应尽量简单、整洁,对定向力障碍的患者可在物品上做一些简单的标记,帮助患者认识周围的环境。

2. 安排适量活动

日常生活应尽量简单,安排适量的活动以增加患者的生活乐趣及分散注意力,减少破坏性叫喊、游走等异常行为的发生。活动安排应根据患者的能力和兴趣来选择,量力而行,不要过高要求,避免其产生敌意、不合作、发脾气等不良情绪和行为。

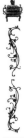
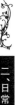

二、日常照护

3. 协助自理生活

鼓励患者尽可能做自己能做的事情，延缓衰退速度，尽可能长地维持其生活自理能力。当患者遇到困难时应适当提供帮助，以避免产生挫折感，引起急躁、焦虑、沮丧等不良情绪。挫折感也易使患者对所做的事情产生退缩回避，最终丧失相应的能力。适当的帮助可避免和减少此类事件的发生。

4. 尊重和鼓励患者

随着病情的加重，患者各方面能力不断下降，但仍希望被人关注和尊重。因此，照顾者应注意避免伤害患者的自尊，应多鼓励和表扬患者，增强患者的自尊心和自信心。在患者做错事情时，不要总是去纠正或指责患者，不要与患者争执，避免加重患者的不良情绪。

5. 合理应对精神行为症状

部分患者在病程进展中可能会出现各种异常行为和精神症状，应针对不同症状采取相应的照护措施。

（1）幻觉和妄想：幻觉和妄想症状在老年性痴

呆早期就可能出现。出现幻觉的患者可能听到、看到、闻到、尝到实际不存在的东西。妄想患者常表现为妄想自己的东西被人偷走了、自己生病了、配偶对自己不忠等。照顾者应理解这是疾病症状，耐心倾听和关心患者，不与患者争辩真假。把患者的注意力转移到听音乐、谈话或其他活动上。

（2）攻击行为：患者可能出现伤人或者自伤的行为，这些暴力行为往往都是有原因的。因此，对于出现攻击、暴力行为的患者一定要找出其生气和不安的根源。比如，由于失智症患者的判断和理解能力下降，当照顾者对其进行照顾时，尤其在洗澡、换衣服时容易被误解为侵犯或攻击自己，这时容易出现暴力行为进行防卫。因此在日常照护过程中应注意每做一个操作前应先告诉患者接下来要做的事情，尤其是涉及身体接触的照顾。照护患者生活时，要让患者坐稳、站稳或者躺于舒适体位，避免患者产生不安全感而激发麻烦行为。此外，还可以通过聊天、播放音乐等方式来分散其注意力，减轻因身体接触造成的不适。当发生攻击性行为时尽量避免采取强制措施，在安全环境下的"放纵"而不是强制约束，是照护此类老人很重要的措施；必要时请专科医师处理。

（3）淡漠：患者表现出对周围的事情失去兴

趣,缺乏情感反应。这些患者虽然不会积极参与社会活动,但也不会反对,仍应带领其一起参加活动,不责备、训斥患者,多表扬以增强自信,激发参与的乐趣。

(4)叫喊:患者在疼痛、饥饿、害怕、焦虑等情况下都可能出现叫喊。做好日常照护,避免生理上的不适。平时定时巡视,及时做好安抚,尽量减少这些症状,也可采用音乐来辅助舒缓和稳定患者的情绪。

5
失智症日常
照护

三、预防与延缓病情进展

1. 运动

有研究证实,体育锻炼有助于预防失智症,经常进行体育锻炼可以将罹患 AD 的风险降低 50%,而且,运动可以有效减缓失智症病情发展,改善一些不良情绪和行为。此外,适度运动可以增加肌肉力量,提高平衡能力,避免跌倒。

运动方法:每周 3～5 次以上,每次 30 分钟的中等强度有氧运动。视老人个人情况选择合适的运动种类和强度,舞蹈、健身操、瑜伽、太极拳、慢跑、广场舞、散步、门球等是较合适的运动。老年人的运动要注意避免过于剧烈,要预防运动意外。

2. 社交活动

可以加入感兴趣的志愿者组织,加入相关俱乐部或社交团体,经常去社区的老年活动中心或老年大学活动,积极参加朋友们约定的每周活动、

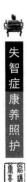

定期旅游等,都是较好的选择。社交活动可以结交朋友、交流信息、活动身体。失智症患者若能早期发现,有意识地维持较好的社交活动,可以有效改善患者的语言、情绪、认知,锻炼身体功能,提升自理能力。

3. 健康饮食

许多研究表明,代谢紊乱与大脑信号处理之间存在密切的联系,通过调整饮食习惯,可以有效保护大脑功能。维持均衡膳食,每周的饮食应包括大量新鲜蔬菜和水果、全谷物食品、粗粮、橄榄油、坚果和豆类、鱼(包括深海鱼类)、适量的家禽、鸡蛋和奶制品、适量精肉。控制含糖食品和精制碳水化合物,尽量在家做饭,避免外卖食品和外出就餐,以防摄入过多的糖、盐、食品添加剂等。

4. 学习新事物或认知训练

有研究表明,合适的认知训练不仅可使失智老人在训练近期改善日常活动中的认知功能,而且在数年后仍继续表现出长久的改进效果。

可以学习新知识,如学习一门外语、练习一种乐器、学习绘画或缝纫,或者可以通过增加原有技能和知识水平,如尝试提高自己喜欢的乐器的演奏水平等。也可以开展拼图、猜谜语、脑筋急转弯、填字、下棋、纸牌或数字游戏等。

老年期坚持学习新事物,保持大脑的活跃状态,是预防大脑功能衰退的有效方法。

5. 充足的睡眠

创造轻松的就寝环境,睡前洗个热水澡,听轻松的音乐,晚餐不过饱,养成良好的睡眠节律,每晚保证七至八个小时的睡眠。有研究表明,睡眠与大脑中淀粉样蛋白清除有关,良好的睡眠有利于改善脑部及全身的代谢状态。

6. 管理压力

长期的压力会给大脑带来沉重的负担,加速失智老人的病情进展。首先避免情绪应激,遇事深吸气,通过深呼吸和腹式呼吸来缓解、放松心理。也可以开展放松活动,如冥想、渐进式肌肉放松或瑜伽练习。平时花些时间进行休闲活动以缓解身心压力。

7. 健康的生活方式

养成健康有规律的生活方式，坚持锻炼，控制体重，避免肥胖；不吸烟，控制盐、糖、酒精和胆固醇的摄入量，控制血压、血糖，延缓疾病进展。

6
预防与延缓
病情进展

四、案例与照护

1. 早期发现

李教授是某大学德高望重的专家,年过七十仍然经常去学校讲学。最近一次新生始业教育时,开始时并无异常,结束时李教授说:"谢谢学校领导,谢谢学生们来参加我和小张老师的婚礼,婚礼很隆重,我很满意……"说完,他要带小张老师回家。惊愕之下,学校领导立即请家人带李教授回家。询问之下,李教授说:"我已与小张老师结婚,已登报纸,也举办了婚礼。"面对这些无中生有的事,子女们请精神科医生来诊断,经初步检查,李教授生活能力正常、记忆正常、简易智力状态检查量表(MMSE)总分也在正常范围。李教授虽有认知障碍,但 MMSE 测试也可以顺利通过,此称为"天花板效应"。只是检查时遇 100 连续减 7,到达"93－7"时怎么也算不出来,这样简单的算术题不能计算,加上无中生有的坚信,就是一个问题。最终结合脑部影像学检查,医生诊断李教授为失

智症早期的"轻度精神行为障碍"。

李教授之所以说与小张老师结婚,不是凭空编故事,而是可能将他的梦境或者别人的事或者新闻媒体报道的事情,在大脑功能受损的情况下,虚构或错构成自己的事情了。

早发现,早期进入康复程序,有利于延缓病情进展。发现下列早期征兆及时就诊,有利于早期诊断。

(1)记忆障碍早期征兆:经常忘记熟人的名字;话到嘴边忘词了;四处找刚刚放置的东西;忘记东西应放在何处而到处乱放。

(2)家务障碍早期征兆:突然忘记自己为什么做这件事;反复做同一件事,如反复上街买菜、购物;忘了原本熟悉的家务工作下一步该怎么做等。

(3)时空定向障碍早期征兆:经常弄不清自己所处的位置和时间,需要询问别人或者利用其他方式确认,对熟悉的环境产生陌生感。

(4)人格和情绪障碍早期征兆:平素很安静的人突然变得很活跃,或者平素很活跃的人变得冷漠了;平时很注意穿着和举止文雅者变得邋遢猥琐了;一向性格慷慨大方者变得吝啬了;出现有悖于常理的行为现象;经常出现不明原因的沮丧、烦恼、恐惧、烦躁等。

（5）言语障碍早期征兆：语言变得乏味、空洞、重复，话题的延伸和拓展有困难。

（6）判断能力障碍早期征兆：一向很有主见的人变得没有主见，容易轻信谣言、上当受骗。

（7）解决问题能力障碍早期征兆：面对以前能够轻松解决的问题出现困难或者漏洞百出，遇事变得茫然不知所措。

（8）社交障碍早期征兆：不愿意参加原来一直热衷的社交活动，与他人打交道缺乏原有的兴趣，退缩、回避。

7
失智症
早期发现

2. 患病后的生活品质

张姨，75 岁，独居，两个女儿都在外地生活。张姨之前是一家企业的会计，退休后生活亦很有规律，平时做事干练、严谨，定期与朋友远行旅游。近几个月来经常忘记烧饭后关煤气，外出经常忘带钥匙而请开锁师傅帮助开家门，与女儿通电话经常忘了刚才说了什么。在一次外出找不到回家的路后，张姨被送去医院就诊。

当女儿们知道张姨患了"失智症"后，专门请了保姆，并与保姆制订详细的照护计划，强调保姆要做所有的家务，按时帮助服药，除每天外出散步半小时、接两个女儿的电话沟通以外,张姨几乎没有其他的社交和家务活动安排。张姨过着"衣来伸手,饭来张口"的日子,每天睁眼就是等早饭,接下来呆坐等中饭,之后又无所事事等晚饭后睡觉。张姨的病情迅速加重,半年不到的时间,出现无法拨打女儿的电话,不知道根据气候选择合适的衣服。

这种让老人脱离人际社交、改变原有生活方式、免除所有家务劳动的方式,默认了老人的功能丧失,并剥夺了老人在原有的家务劳动、生活自理活动、社交活动中得到康复锻炼的机会,促使功能的继续丧失,加速了疾病的进展。

照护失智症患者的原则是,尽可能地协助患者维持自主性与独立性,维持原有的所有功能,并努力促进丧失功能的恢复,而不是完全的功能替代。

美国总统里根在1994年83岁时被宣布患了AD,至2004年去世,享年93岁。患病后,他仍然保持活跃状态,常常去散步、打高尔夫球、去办公室、去社交,一直到2001年遭遇意外骨折后,开始减少公开露面。也就是说,在里根总统去世前十年时间里,有6～7年时间仍然保持着高质量的生活品质。

因此,创造各种条件,辅助失智老人仍然生活在他自己熟悉的环境中,仍然在他熟悉的社交圈内活跃着,尽可能地让他自我照顾自己的生活,减少并发症和意外,可以让患者保持高质量的生活品质,延缓疾病进展。

8
保持患病后的生活品质

3. 应对麻烦行为

(1)认真办公的老干部:付先生 68 岁,退休前是一个单位的部门主管,患失智症后因家里无人照顾而进入养老机构。入住养老机构后,付先生日常生活基本自理,但每天上午九点左右与机构内老人、工作人员吵架,不断挑剔工作人员卫生做得不好、管理不到位、工作方法不正确,训斥同住老人浪费资源、工作不努力、思想不进步等。护理人员认为老人不适合集体生活,要求家属转院。院长与家属进行了深入的沟通,了解到老人退休前很长一段时间任单位部门主管,领导近百人,听汇报、开会是常态。因此,尝试着应对付先生的这种麻烦行为,机构社工和志愿者一起,在活动室设计了付先生当初的办公场所,上午八点半请付先生到"办公室","办公室"内有其他老人和志愿者围坐,大家请付先生坐于"领导"位置,组织大家阅读报纸,讲管理经验。付先生一下子仿佛回到当年,展示了当年领导的样子,认真地开始"办公"。此后每天的这个时间,老人都自我修饰一下,到"办公室"工作。工作人员也利用此对老人进行相应的认知功能训练。

(2)不准老伴与异性打牌的伍先生:伍先生85岁,患有失智症,和老伴李女士一起入住养老机构。李女士喜欢打扑克牌,每天上午四位牌友相聚打牌,伍先生则乐于坐在老伴身旁,静静地看她们打牌,有时候会帮助她们倒水、理牌,也和她们聊聊天。一天,大家刚坐下,伍先生突然大发脾气,扔掉扑克牌,不准她们打牌,连续几天如此。工作人员到现场详细了解情况,发现一位牌友这些天打扮非常男性化,包括发型、衣着,加上清瘦的样子,的确没有明显的女性特征。结合伍先生年轻时就非常介意李女士结交男性朋友的情况,是否伍先生认为她是男性而不允许老伴和"他"一起打牌?大家决定尝试应对,让这位老人穿上裙子再一起打牌,如此,伍先生如往常一样,安静地坐着陪伴大家打牌。

(3)下午四时必须外出的叶女士:叶女士76岁,患有失智症,入住养老机构。每到下午四点钟,叶女士就一定要离开机构,与工作人员大吵大闹,甚至用头撞门。开始,工作人员考虑可能是"落日综合征",一直设法安抚老人,寻找兴趣转移老人注意力,但收效甚微。后与家人详细了解,老人系家庭妇女,小学文化,婚后随丈夫到城市生活,养育三个子女,子女的孩子们也是老人帮助照顾,很长一段时间,接送孩子上学、放学是生活常态。下午四点刚好是叶女士接孩子放学的时间。为此,工作人员在下午老人要外出的时间带着老人到附近的学校门口,老人面带微笑安静地等着,然后顺从地跟着工作人员回到机构。老人已无法表述她来此的目的,也不知道要接谁,只是大脑的印记里仍然留着当年的重要任务。此后,工作人员调整老人的生活计划,在下午四点安排老人外出活动,顺便也让老人完成这个"接孩子的任务"。

(4)会响的钱包:珍女士患失智症入住养老机构,她的记忆能力每况愈下,整天在找东西,特别是她的钱包。她总是怀疑别人偷了她的钱,经常将钱包藏在床垫下、衣柜的某件衣服口袋里、枕头里、袜子里,放好后又马上忘记,每天都在找,找不到就到处翻,将整个衣柜、床头柜、床上所有的东西翻个底朝天,找不到就焦躁,指责其他老人、护理员偷了她的钱包。后来，护理人员想了个办法，在她的钱包里放了一个小的门铃，当她找不到的时候，按一下门铃，钱包就响起来了。这样，珍女士就不用着急到处找她的钱包了。

　　面对失智老人的异常行为，讲道理、做规矩通常是没有用的。失智老人有各种各样的异常行为，但行为背后常常有老人生活的经历，充分了解行为背后的意义，找出解决的办法。一味要求、反复提醒失智老人记住某人、某事、某方法，可能更加重老人的无助感、自卑感，激起焦虑情绪。在维护老人自尊和安全的前提下，善意的谎言和顺着老人思维方向行事，更能促进失智老人情绪稳定，有利于认知和行为能力的训练。失智老人的照护，需要体力，更需要智慧。

9

异常行为应对 1

10

异常行为应对 2

五、康养照护技术与方法

（一）回忆疗法

1.作用机制

回忆疗法又被称为怀旧疗法。回忆疗法的概念源自老年精神医学,通过引导老人回顾以往的生活,重新体验过去生活的片段,并给予新的诠释,协助老人了解自我、减轻失落感、增强自尊及增进社会化的治疗过程。通过对过去事件、情感及想法的回顾,帮助人们增加幸福感,提高生活质量及对现有环境的适应能力。

人们的学习、生活、工作和人生重要经历,神经细胞之间的突触联系有较好的深度和广度,可留下深刻的记忆。失智老人尚存在回忆或重组过去经验的能力,可以通过辅助、引导主动回忆或重温既往成功经历,体验正向情感,从而获得对人生的满足感及自我肯定。通过回忆往事来与当前情况相联系,将过去发生的事情与现在发生的生命故

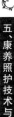

事联系起来则给予个人生命意义及持续存在的感觉。在回忆活动中思考和交流,同时训练了失智老人的思维和语言能力。

总之,回忆疗法的作用有:①促进大脑思考,延缓病情进展;②获得情感的满足;③改善不良情绪和精神症状。

2.方法

激发回忆的方法有很多,可用图片、物件、影像、声音、味道、人物等激发老人对过去生活、工作、情感等场景或片段的回忆和联想。可根据老年人年龄层次、青壮年时期生存环境、生活阅历、时代特色、地方经典等来设计回忆方法。

(1)怀旧环境:在老人居室床单元设计个性化的老人专属怀旧环境;在公共活动空间设计一代老人共性的怀旧环境。

(2)老物件:在适当场所陈列有当地、当年特色的老物件或者图片。

(3)老电影:播放体现过去老年人熟悉的生活、工作的影视作品或者在过去某个时段流行的经典影视作品等。

(4)戏剧:选择当地老年人喜欢的传统戏曲节目。

（5）怀旧音乐：选择当年的经典曲目或者当年广泛传唱的音乐或者老年人特别喜欢的音乐。

（6）个人相册：一般选择老人个人和亲人的过往生活相册。也可以在老人接受服务后，记录生活的点点滴滴，为老人做一个电子相册。

（7）怀旧节目：一般可组织志愿服务者为老人表演过往流行的节目，也可以结合入住老人的特长组织自娱自乐的活动。

3. 注意事项

（1）环境设计：宜导向安静、美好的回忆，避免不良画面引发不良情绪。

（2）集体回忆活动：根据参与人数安排好辅助人员，陪伴、协调，避免冲突；个别人员引发负性情绪时，尽量将其带离现场并做好安抚。

（3）个别回忆疗法：根据老人的生活背景和喜好进行，个人和家庭相册通常是不错的回忆引导物，也可以选择老人过往特别喜欢的其他物件作为引导物，促进老人回忆、交流。

（4）发挥志愿者队伍的作用：可经常组织老人去看看老地方、听听老故事、与老友聚会等。

（5）注意沟通技巧：各类回忆活动重在引导、激起对往事的回忆，适时适宜赞赏和认同，促进老

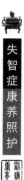

人思考，促进情感交流，不是让老人强行"记住"某个事件、某个人物、某张照片、某个物件，尽量避免"记得、记住"之类用词。

11
回忆疗法

▌▌▌（二）健身健脑运动

1. 作用机制

（1）运动可以锻炼肌肉，强健骨骼，增强心肺功能，提高免疫力，提高肢体活动的协调性、灵活性，预防器官功能衰退。同时，运动还可以调节心情，避免抑郁、焦虑情绪，一些集体活动和游戏活动还可以促进老人之间的交流，结交朋友，倾诉心绪，促进心理健康。

（2）经络拍打的作用：经络好比一棵大树，纵横交错在人体，是人体运行气血、联络脏腑形体官窍、沟通上下内外的通路。穴位分布在经络上，是脏腑经络之气在体表的反应，也是针灸推拿试术的地方。经常拍打经络穴位可以调节脏腑、经络、气血，不仅能防治疾病，还能增强机体的免疫和抗病能力，增强机体的活动能力、协调性、平衡能力和大脑功能等。

（3）手部运动、按摩的作用：手是我们人体最灵活、最复杂的器官,也是人维持工作和生活的基础,它与健康紧密相关。手在大脑皮层运动区的投射面积占四分之一到三分之一,相对于身体其他部位,属于最大,也就是说,运动手指就可较大范围地激发大脑皮层活动。另外,手包含人体所有器官的映射区,十指上各有经脉分布,且手指尖端均为几条重要经脉的起止点,是经气的出处,适当刺激这些经络穴位,可使大脑皮层得到刺激。手三阴经与手三阳经在手指指端处相交,劳宫、少商、合谷、商阳等穴位也聚集于手部,穴位和经络按摩与手指运动相融合,手指穴位的揉、捏及握拳、张指、拍打等锻炼起到刺激穴位、疏通经络、调和气血、增加手眼协调性和手指灵活性的作用。手部运动会刺激大脑,增加大脑血流量,对大脑皮层的活动和结构产生积极影响,可以改善记忆、认知、情绪、握力、步行能力、平衡能力及生活质量等。

(4)益智游戏的作用:通过游戏设计,让不同程度失智老人以适宜的难度进行练习,运动肢体,激发大脑,增进手眼协调能力和肢体协调性,并在集体活动中获得乐趣,改善症状,延缓衰退。

2. 主要运动项目

结合我们前期中西医康养技术的开发和实

践,选择适宜的健身健脑运动项目,主要有经络拍打操、益智手指操、体感互动游戏、触觉与握力训练、投篮运动、套圈活动、趣味跳房子、切水果、切蔬菜、打地鼠游戏等。

3. 注意事项

(1)评估老人,根据老人能力和兴趣选择合适的运动项目,并结合老人情况把握运动强度。

(2)去除活动环境的安全隐患,老人活动时坐稳或站稳,"跳房子"之类活动要避免双脚离地跳动,投篮、套圈活动有专人协助,避免碰伤、跌倒等意外。

(3)运动器材专人管理,定期检查、维修并记录,每次用前检查,避免因器材破损、固定失稳等因素带来的损伤。

(4)组织集体活动,设置适当的竞争或者奖励措施,营造氛围,促进老人积极参与;有层级挑战的一类活动,先易后难;组队活动要结合老人之间的喜好,并要考虑老人之间的能力水平相近。注意组织有序,避免冲突。

(5)公用物品每天清洁,定期消毒。

12
健身健脑
运动项目

附录一　健身健脑运动项目

一、经络拍打操

1.作用机制

经常拍打经络穴位可以调节脏腑、经络、气血,不仅能防治疾病,还能增强机体的免疫和抗病能力,增强机体活动能力,增进协调性、平衡能力和大脑功能。

2.方法

(1)准备运动:①握拳击掌:一手握拳,一手张开,以拳击对侧掌心劳宫穴;换手击另一手。②甩手弯腰:吸气时两手向上伸展,掌心在前,两膝微屈;呼气时两手向下向两侧往后甩,膝关节伸展。③内外绕膝:两脚并立,微微下蹲,两手捂膝顺时针环绕,再逆时针环绕。劳宫穴见图3。

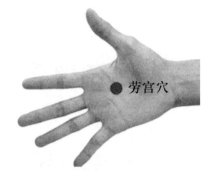

图 3　劳宫穴

（2）拍肩井穴：站立位，两脚分开，一手叉腰，一手握拳或掌击对侧肩井穴，换手掌击另一侧肩井穴。肩井穴见图 4。

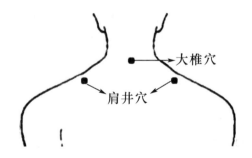

图 4　肩井穴、大椎穴

（3）击大椎穴：两脚分开与肩同宽，两手交叉向前弯腰向下；两手向上时膝盖弯曲，以大拇指指关节击打大椎穴。大椎穴见图 4。

（4）拍手三阴经：一手往身侧伸展，手心向上，另一手虚掌沿上臂内侧从肩部拍至手掌；左右手轮换。

（5）拍手三阳经：一手往身侧伸展，手心向下，另一手虚掌从手背拍到肩胛；左右手轮换。

（6）拍足三阳经：①足阳明胃经：两手虚掌从胸部上方沿足阳明胃经由前胸到腹股沟经大腿、膝部拍到足背。②足少阳胆经：两手虚掌沿足少阳胆经从臀外侧经大腿外侧向外踝处拍打。③足太阳膀胱经：背部膀胱经以二人为一组，用虚掌自上而下互相拍打，被拍者端坐或蹲立均可；下肢后侧则以自拍为主，两手从后臀部往下经腘窝拍至足后跟。

（7）拍足三阴经：两手由下肢内踝经小腿、大腿内侧拍至腹股沟内侧。

（8）叩足三里：两脚分开与肩同宽，微微下蹲，两手握虚拳叩击足三里。足三里穴见图5。

（9）叩三阴交：两脚分开与肩同宽，屈膝下蹲，两手握虚拳叩击三阴交。三阴交穴见图6。

（10）整理运动：①抱头颠足：两脚分开与肩同宽，两手交叉置于后颈；吸气时跷起足跟，呼气时放松还原。②下蹲摇臂：两脚分开下蹲，两手下沉手臂交叉，吸气时缓缓起立向上至头顶展开双臂；

呼气时还原。③气沉丹田：两脚分开站立，吸气时两手向外侧打开上举至头；呼气时两手指相对，手心向下缓缓还原。

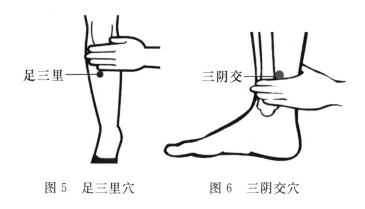

足三里　　　　　　　　　三阴交

图5　足三里穴　　　　　　图6　三阴交穴

3. 注意事项

（1）做养生操之前要做准备运动，使身体预热，达到最佳运动状态；结束时要做整理运动，以消除疲劳；运动前后喝一杯温开水。

（2）拍打经络时要按经络的体表循行方向拍打：手三阴经从胸走手，手三阳经从手走头，足三阳经从头走足，足三阴经从足走腹。

（3）足三阳经要分前、中、后三线拍打。足太阳膀胱经体表线在背部和下肢后侧，背部可两人互拍，也可排成一队互拍。被拍者要马步或扶住椅背站稳。

（4）拍打力量和活动强度因人而异,避免过于疲劳。

（5）避免空腹和饱餐时运动,宜在空气清新、安全的环境内进行。

13
经络拍打操

二、益智手指操

1. 作用机制

手指穴位的揉、捏及握拳、张指、拍打等锻炼起到刺激穴位、疏通经络、调和气血、增加手眼协调性和手指灵活性的作用,预防和改善大脑功能衰退,改善记忆、认知、情绪、握力、步行能力、平衡能力及生活质量等。

2. 方法

准备工作:修剪指甲,取下戒指。坐于舒适位置,前后左右留出活动空间。准备活动:①按摩手心、手背:两手手指伸直,掌心相对互搓,接着用右手掌按摩左手背,左手掌按摩右手背,相互交替直到双手摩擦微微发热为止;②十指交叉相握,顺时针、逆时针方向活动手腕各两个八拍;③两手放同侧肩部,向前、向后旋转肩部各两个八拍。

(1)张指:将肘抬到与胸同高的位置,双手掌心相对,十指用力张开、用力攥拳。

(2)抓指:双臂向前抬起与肩同高,双手掌心朝下,以双臂带动双手做抓拉动作。

(3)数指、伸指:张开双手,手指自然伸直,从小指或拇指开始,依次用力弯曲收指;再依次展开。

(4)点指:双手掌心相对,十指依次互相点击。左右手对应手指点击时,其他手指不能接触。

(5)压指:双手指尖相对,用力对压。

(6)击指根:双手交叉相对,用力弹击指根。

(7)捏指:从指尖到指根侧捏手指,再从指根到指尖前后捏手指,逐一捏十指。

(8)拉指:前臂与胸同高,先由右手依次用力拉拽左手各手指,再换手。

(9)钩指:前臂与胸同高,双手指互扣相拉。

(10)推掌:双手十指交叉,掌心朝外做手掌外推、内收运动。

(11)压腕:双手合十,先左侧压腕,再右侧压腕,然后旋转运动。

(12)甩手:双臂微微弯曲,手指自然下垂,掌心向内,带动手腕甩动手指。

3.注意事项

(1)注意活动空间,避免活动时手碰伤。

(2)修剪指甲,侧捏手指指尖时注意捏指腹,避免被指甲伤到。

14
益智手指操

(3)用力大小和速度根据自身肢体功能情况而定,高龄老人宜缓和运动。

(4)避免空腹和饱餐后运动。

三、体感互动游戏

1.作用机制

游戏干预是指以娱乐性、趣味性为主线,运用经过选择的、具有康复和治疗作用的游戏,对患者进行有针对性的个性化护理干预的方法。游戏干预成本低、不受地域限制、灵活多样、易被患者接受,在减缓老人认知功能减退、改善心理健康等方面有较高的价值。

基于此,结合国内外最新研究成果,我们选择一套适合于认知功能损害老人的体感游戏,设计了干预方案,在养老机构对38名老年痴呆患者进行了游戏干预研究。结果显示,接受为期八周的游戏干预后,老人记忆力、语言能力、抑郁症状得到有效改善。

此类游戏可以锻炼老人的手眼协调能力,锻炼大脑、肢体功能,同时小组互动增加人际沟通,有利于增进老人身心健康。

2. 方法

(1)适用对象:①具备基本的视听说能力、理解能力,尚有语言交流能力;②无视力障碍;③无严重躯体疾病。

(2)环境要求:环境宽敞明亮,避免空间狭窄、拥挤而干扰游戏过程影响干预效果;设有桌椅,方便老人休息。

(3)设备:微软 Kinect 2.0 体感互动设备,XBOX360 游戏主机,LED 显示器。

(4)游戏名称:水果忍者。

(5)形式:以 4～6 人为一组,单人亦可进行。

(6)地点:养老机构、家庭、医院等合适场所。

(7)过程:每局游戏持续 1 分钟,游戏过程中参与者可根据自身情况,选择站位或坐位,通过摆动双臂切掉屏幕上不断由下往上抛出的各种水果,同时避开炸弹即可。要求参与者能够说出每次切开的水果,同时记住自己的得分。

（8）频率：每周 5 次,每次约 1 小时（具体根据老人数量而定）,确保每位参与者在每次干预中有 10 分钟的游戏时间。

3. 注意事项

（1）在干预过程中应有专门的人员辅导和管理,营造良好的小组游戏氛围。

（2）协调和管理游戏过程,观察游戏过程中参与者的身体状态、精神状态以及心理状态,避免出现过度劳累或跌倒等意外。

（3）可以结合条件组织相似的游戏方法。

15
体感互动游戏

（4）无体感互动设备亦可用触摸大屏载入相似游戏小程序进行游戏活动（详见"八、切水果/切蔬菜游戏活动"）。

四、触觉与握力训练

1. 作用机制

触觉刺激是感官刺激疗法的一种。老人因失能失智导致接受外界信息减少，加速器官功能衰退。利用声音、气味、味道、影像、颜色及物体等对失智老人提供视、听、触、嗅、味觉等感官的适宜刺激，增进老人体验，舒缓情绪，缓解焦虑；同时，多感官适宜刺激，激活大脑皮层，增进神经系统活动，延缓大脑功能衰退。

此外，手握力是老人维持日常生活能力的基础，也是反映肌肉力量、营养及疾病状况的一个重要指标。我们进行过临床试验，高龄老人通过适当的训练可以提升手握力，进而提升生活质量。

利用硅胶材质的刺球（握力球）训练手部力量，将手部的触觉训练与握力训练相结合，同时，按压刺球能起到对手部穴位的刺激。在训练握力的同时，通过触觉刺激、手部穴位按压来激发神经系统，改善大脑功能，提高自理能力。

2. 方法

(1)评估老人认知能力,测量手握力,与老人及照护者共同制订握力训练计划。

(2)协助如厕,取舒适坐位。

(3)双手握刺球(握力球)于掌心,用力向掌心挤压,稍停留再放松,或配合节拍进行训练。双手轮流进行或者同时进行。

(4)一般每天训练 1～2 次,每次训练四个八拍。视老人体力情况调节速度、力量和训练的时间。

3. 注意事项

(1)每次训练前后进行握力测量并记录,增进老人训练的乐趣。

(2)训练的力量和时间视老人具体情况而定,关注老人整体状况,不刻板强调训练的强度和持续的时间,避免过于用力。

(3)在老人训练过程中,照护者陪伴和协调,积极与老人交流。

(4)刺球用后清洁,定期消毒。老人亦可自行配备刺球,随时进行练习。

16
触觉与
握力训练

五、投篮运动

1. 作用机制

利用投球入篮筐的活动,锻炼肢体协调性和手眼协调能力。同时通过群体活动,增强人际交往能力和获得活动的乐趣。

2. 方法

(1)评估老人肢体功能和兴趣,组织有兴趣、能行走、上肢有较好活动能力的老人进行此项活动。

(2)选择大小合适的篮球和篮筐,篮板高度不宜过高。老人站在稍远处立位投球,避免跳跃、过于仰头投球而引发跌倒意外。也可坐位投球。

(3)制订活动规则,如每人连投10球,以投中数量多少定胜负。

(4)专人协调、协助,活动量根据老人情况调整。

3. 注意事项

(1)发挥老人的主观能动性,可让老人自行组织、管理活动,工作人员在旁协助、协调。

(2)设置奖励机制或者准备奖品,鼓励老人参与。最好组队集体参与,增进团队意识,提高人际交往能力。

(3)做好安全管理:篮板、篮筐固定好;活动周围无障碍物;活动前做必要的热身运动;未轮到投球的老人坐下休息,避免长时间站立;组织有序防人际冲突。

(4)至少两位工作人员协助,一人协助老人投篮,防跌倒意外;另一人帮助捡球,避免老人弯腰捡球发生直立性低血压或碰撞引发跌倒等意外。

17
投篮运动

(5)篮球用后清洁,定期消毒。老人活动后洗手。

六、套圈活动

1. 作用机制

利用将小塑料圈套入较远处的套塔上的活动,锻炼手眼协调能力和肢体协调性,锻炼上肢功能,获得活动的乐趣,集体活动可增进人际交往能力。

2. 方法

(1)评估老人肢体功能和兴趣,组织有兴趣、能行走、上肢有较好活动能力的老人进行此项活动。

(2)套塔放于稍远处,距离远近根据老人情况调整,避免过远难度太大或者过近没有挑战性而影响老人的兴趣。老人可以站位或者坐位投掷套圈。

(3)制订活动规则,如每人连投 20 圈或分次进行轮投,以投中数量多少定胜负。

(4)专人协调、协助,活动量根据老人情况调整。

3. 注意事项

(1)发挥老人的主观能动性,可让老人自行组织、管理活动,工作人员在旁协助、协调。

(2)设置奖励机制或者准备奖品,鼓励老人参与。最好组队集体参与,增进团队意识,提高人际交往能力。

(3)做好安全管理:活动周围无障碍物;活动前做必要的热身运动;未轮到套圈的老人坐下休息,避免长时间站立;组织有序以防人际冲突。

（4）至少两位工作人员协助，一人协助老人投掷套圈，防跌倒意外；另一人站于套塔旁边帮助捡套圈，避免老人弯腰捡套圈发生直立性低血压，预防跌倒意外。

18
套圈活动

（5）套圈、套塔用后清洁，定期消毒。老人活动后洗手。

七、趣味跳房子

1. 作用机制

在地面上设计一定的方格子，在其中的几个格子中设计娱乐节目，通过掷骰子决定前进的格子数，刚好到达有节目的格子时，请老人表演相应的节目，大家共同娱乐。通过"跳房子"游戏活动，动脑、动手、动腿，锻炼身心，获得游戏的乐趣，增进人际交往能力。"跳房子"是儿时常玩的游戏，也可以促进老人对童年时光的美好回忆。

2. 方法

（1）评估老人肢体功能和兴趣，组织有兴趣、能行走、有较好活动和交流能力的老人进行此项活动。

(2)选择较宽敞的活动场地,铺设活动图案。最好在地面画上图案,避免铺设材料不当或者铺设不平整、卷边、移动等因素引发跌倒意外。

(3)定好活动规则,3～4人一组,以小组形式开展。以掷骰子决定前进步数,每次到达有节目的格子时完成相应的节目。以最先到达终点者为胜。

(4)专人协助,设计小奖品,协调氛围,鼓励老人参与。

3.注意事项

(1)发挥老人的主观能动性,可让老人自行组织、管理活动,工作人员在旁协助、协调。

(2)做好安全管理:活动周围无障碍物,地面铺设平整、固定,防卷边、移动;避免老人弯腰捡骰子引发意外;活动前做必要的热身运动;组织有序防人际冲突。

(3)至少两位工作人员协助活动,一人协调进程,一人负责捡骰子并协助老人投掷。

19

趣味跳房子

(4)老人表演节目,要灵活机动,

避免老人产生窘迫感。

（5）骰子及铺地用物用后清洁，定期消毒。老人活动后洗手。

八、切水果/切蔬菜游戏活动

1.作用机制

切水果/切蔬菜是一款经典的电子游戏，老人可根据自身情况，选择站位或坐位进行，通过摆动上肢带动手指在屏幕上滑动，由手指触摸滑动或者用触控笔代替，切掉不断由下往上抛出的各种水果/蔬菜，同时避开炸弹。水果抛出的数量、运动方向及速度有不同的层级，根据老人情况可不断调整递进。可要求老人同时说出每次切开的水果，同时记住自己的得分，训练语言能力和记忆能力。可以单独一人练习，也可以组队练习。此类游戏可以锻炼老人的手眼协调能力，锻炼大脑、肢体功能，同时小组互动增加人际沟通，有利于增进老人身心健康。

2.方法

（1）评估老人肢体功能和兴趣，组织有较好上肢活动能力的老人进行此项游戏。

（2）老人站立或者坐于安装有相应游戏程序的触摸屏前方，或者使用 iPad 或智能手机，周围环境方便上肢活动，无障碍物碰伤隐患。

（3）老人初次活动，先在工作人员引导下进行练习，熟练后可以组织老人之间的竞赛活动，可以小组赛的形式开展。以最终得分高低定胜负。

（4）专人协助，设计小奖品，协调氛围，鼓励老人参与。

3. 注意事项

（1）发挥老人的主观能动性，可让老人自行组织、管理活动，工作人员在旁协助、协调。

（2）做好安全管理：活动区域周围无障碍物，注意桌角、椅子扶手及其他可能碰伤老人的物品，防上肢损伤；以小组形式开展的竞赛活动，注意协调关系，避免人际冲突。

（3）老人利用智能手机、iPad 等设备自行进行相关游戏活动，注意控制时间，避免长时间玩电子游戏而影响视力。

（4）根据老人失能、失智程度选择合适的难度，从简单到复杂逐步增

20
切水果/
切蔬菜
游戏活动

加难度,提高兴趣,以不感疲劳为度。

九、打地鼠游戏

1.作用机制

打地鼠是一款经典的电子游戏。老人取坐位或站位,用手及时、快速点击突然跳出的地鼠,即可得分,没有点到或来不及点到不计分。地鼠从排列均匀的"地洞"中依次跳出,跳出的位置、速度有不同的层级。这款游戏集趣味性和运动性于一体,可以锻炼大脑反应能力、手眼协调能力和上肢功能,眼睛跟随着从不同部位跳出的地鼠,也可以促使转动眼球,小组互动还可以增进人际沟通能力。

2.方法

(1)评估老人肢体功能和兴趣,组织上肢有较好活动能力的老人进行此项游戏。

(2)老人站立或者坐于安装有相应游戏程序的触摸屏前方,或者使用 iPad 或智能手机,用手指快速点击跳出的地鼠,点到即可得分,每一局以总分计,总分高者胜出。或者在高级别的游戏中,两人分别守住左右或者上下的"地洞",配合打地鼠,增强趣味性。

(3)老人初次活动,先在工作人员引导下进行练习,熟练后可以小组赛的形式组织开展老人之间的竞赛活动。以最终得分高低定胜负。

(4)专人协助,设计小奖品,协调氛围,鼓励老人参与。

3. 注意事项

(1)发挥老人的主观能动性,可让老人自行组织、管理活动,工作人员在旁协助、协调。

(2)做好安全管理防意外:活动区域周围无障碍物,注意桌角、椅子扶手及其他可能碰伤老人的物品,防上肢损伤;以小组形式开展的竞赛活动,注意协调关系,避免人际冲突。

(3)老人利用智能手机、iPad 等设备自行进行相关游戏活动,注意控制时间,避免长时间玩电子游戏而影响视力。

(4)根据老人失能、失智程度选择合适的难度,从简单到复杂逐步增加难度,提高兴趣。

21
打地鼠游戏

（三）作业疗法

1.作用机制

作业疗法是指应用与日常生活、职业活动、社会交往或者休闲娱乐等有关的各类作业活动或工艺过程,促进改善和恢复患者的身体、心理和社会方面的功能。作业疗法功能范围广,针对失智老人的主要作用有以下几点:

（1）促进肢体功能康复:促进肢体各类功能康复,包括肌力、耐力、关节活动度、柔韧性、协调性和灵活性等身体素质,同时通过大脑的认知活动与肢体特别是手的灵巧性作业活动相结合,促进知觉、认知等功能的恢复。

（2）促进残余功能最大限度发挥:利用残余功能参与作业活动,可以预防肌肉萎缩、减轻或预防畸形发生,尽可能地保留生活自理能力。

（3）有助于改善精神状况:通过作业治疗可以调节情绪、放松精神,减轻抑郁、恐惧、愤怒、依赖等异常心理和行为。

2.方法

作业疗法的方法多,从广义上来说,健身健脑

五、康养照护技术与方法

的各类运动、益智类游戏都属于作业疗法的范畴。根据失智老人的情况，主要介绍以下项目：开锁箱、穿衣、拼图、画画、抓握配对、时钟调节、百变魔尺、百转魔方、巧变七巧板等。

3. 注意事项

（1）结合老人兴趣、认知和活动能力选择相应的方法，可通过一定的方式如奖励、积分制等来增加趣味性，鼓励老人积极参与。

（2）作业疗法的方法非常广泛，可结合机构内园艺种植、手工折纸、环境美化布置、编织缝纫、牌艺活动等灵活安排，避免刻板执行。

（3）选择环保器材，避免尖角、尖钩或其他有潜在危害的物品，防损伤。

（4）物品用后清洁，定期消毒，定期检修。如魔尺、魔方之类亦可每人一个，自行保管。

（5）做好活动的安全管理，集体活动时做好协调，避免人际冲突。

22
作业疗法

附录二　作业疗法项目

一、开锁箱

1.作用机制

长方形木制箱子的五面都安装了各类锁具，让老人依次打开相应的锁具，动手、动脑，锻炼手部的灵活性、协调性，激发大脑活动。老式的锁具也具有一定的促进回忆作用。开锁活动也适用于脑卒中老人手部功能的康复。

2.方法

（1）评估老人认知和手指功能，将锁箱各部分上锁，置于桌上。

（2）协助老人如厕，洗手，扶老人坐于桌前，设定要求。

五、康养照护技术与方法

(3)协助老人逐一开锁并检查,开始活动时引导找出奖品,熟练后可以按一定的规律放置奖品,促进老人探究。

(4)专人协助,鼓励老人积极参与。

3. 注意事项

(1)老人的视力和手指的灵活性下降、失智老人的认知功能障碍都影响开锁的过程,锁具选择或者开锁要求结合老人情况而定。可于适当地方放置小奖品,激发开锁兴趣。

(2)有专人在旁协助、引导,避免锁具碰伤肢体。

23
开锁箱

(3)专人管理并定期检查锁箱,预防钥匙和锁具损坏而引起伤害。

(4)锁箱、锁具及钥匙用后清洁,定期消毒。老人开锁后洗手。

二、穿衣

1. 作用机制

穿衣是日常生活能力训练的常用方法之一,可以结合日常起居让老人自我穿脱衣裤,也可通过游戏活动为小婴儿(模型)穿脱衣服或者在特制的模板上进行扣扣子、解扣子练习,锻炼手指功能,维持自理能力。

2.方法

(1)评估老人认知和手部功能,选择合适的训练模具。

(2)协助老人如厕,洗手,坐于桌前。穿衣板或穿衣模具置于桌上。

(3)专人协助,辅导老人进行穿衣、扣扣子、解扣子、拉上/拉开拉链等操作。可根据老人手部功能,提供一些辅具(如套扣夹)来帮助扣扣子等。

(4)专人辅助,适时鼓励和帮助,提升自理能力。

3.注意事项

(1)老人的视力和手指的灵活性下降、失智老人的认知功能障碍影响穿衣、脱衣的过程。穿脱衣服训练结合老人情况而定。

(2)有专人在旁协助、引导,可提供套扣夹等辅具帮助训练。

(3)穿衣板和穿衣模具用后清洁,定期消毒。老人训练结束后洗手。

24
穿衣训练

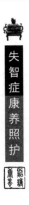
三、拼图

1.作用机制

通过观察,将一定形状、颜色的塑料或木质几何模块组合成图形,或者通过电子版的拼图游戏,直接点击、移动相应的模块来组图,锻炼空间和颜色辨别能力、手部活动能力及手眼协调能力。

2.方法

(1)评估老人认知能力和肢体功能,结合老人兴趣,选择电子拼图游戏或者手工拼图。

(2)电子拼图:显示图形模板,将周围不同颜色、形状的图形拖入模板的相应位置,组合成图。形状、速度上设有不同的难度。

(3)手工拼图:利用不同形状、颜色的积木在图形模板上搭出相应的图形。图形有不同的复杂程度。

(4)工作人员在一旁协助,从简到难训练,增加乐趣。

3.注意事项

(1)失智老人空间图形的辨别能力和手指的灵活性下降,结合老人情况设定难度。

(2)有专人在旁协助、引导,适时鼓励,增加乐趣。

(3)手工拼图用后清洁,定时消毒。老人训练结束后洗手。

25

拼　图

四、画画

1.作用机制

通过观察图画色板,在样纸上依照色板涂上色彩来完成画作,也可以直接以电子游戏方式在触摸屏上画画,锻炼空间、颜色辨别能力和锻炼手部功能、手眼协调能力。同时也可根据老人能力进行画画创作,锻炼创造性思维能力,延缓认知功能衰退。

2.方法

(1)评估老人认知能力和手部功能,结合老人

五、康养照护技术与方法

59

兴趣,选择电子画画或者手工画画。

（2）电子画画:选择一个线条图形,用不同颜色、不同粗细的画笔,将线条图描绘成彩色的图形。涂错了可以用橡皮擦去,完成的画作可以直接用打印机打印出来。

（3）手工画画:直接在图纸上描绘颜色。

（4）老人有画画基础的,可以在画板上直接创作。

（5）工作人员在一旁协助,从简到难训练,增加乐趣。

3.注意事项

（1）失智老人辨别空间图形的能力和手指的灵活性下降,结合老人情况设定难度。

（2）有专人在旁协助、引导,适时鼓励,也可以打印出老人完成的画作,增加乐趣。

（3）手工画画注意涂料或画笔不沾染衣服及其他物品,老人画画结束后洗手。

（4）选择画画颜料要注意环保,避免刺激性强且有毒的材料。

（5）避免长时间玩电子画画游戏。

26

画 画

五、抓握配对

1. 作用机制

模板凹槽内有各类图形，配有相应的积木。老人通过对颜色、形状、方向的判断，抓握各类积木放入相匹配的模板处。集体活动时可通过时间设置增加趣味性。锻炼老人空间、颜色、方向的辨别能力，锻炼手部功能、手眼协调能力。

2. 方法

（1）评估老人认知能力和手部功能，结合老人兴趣，选择电子配对或者手工配对。

（2）电子配对：显示一个彩色图形，与四周数个图形模板比对，将彩图拖到相匹配的模板上即得分。形状辨别和速度有不同的难度。

（3）手工配对：模板上有向内凹陷的各种形状的图形模板，配以与图形模板相匹配的各种形状的积木，积木上有供手抓握的木柄。老人可以根据图形模板形状寻找匹配的积木或者根据各种形状的积木与图形模板匹配，直到将所有积木与图形模板匹配放置。

（4）工作人员在一旁协助，从简到难训练，增加乐趣。

3. 注意事项

（1）失智老人辨别空间图形的能力和手指的灵活性下降，结合老人情况设定训练难度和时间。

（2）有专人在旁协助、引导，适时鼓励；可组织多位老人一起玩，增加乐趣。

（3）手工配对板及积木用后清洁，定期消毒。老人游戏结束后洗手。

27
抓握配对

（4）避免长时间玩电子游戏。

六、时钟调节

1. 作用机制

通过对时钟的正确调节及时间、日期、天气等的设置，增进时间、空间概念，锻炼手部功能。

2.方法

(1)评估老人认知能力和手部功能,选择时钟模板。

(2)协助老人如厕,洗手,设定要求(日期、星期、天气、时间的调整要求)。

(3)老人个别或者小组共同完成作业:通过调整模板上的图形(数字、文字)位置和时针方向,完成当前的日期、天气、星期和时间的设置,并将时钟的12个数字设置在相应的位置上。

(4)工作人员在一旁协助,组队参与,增加乐趣。

3.注意事项

(1)失智老人辨别空间图形的能力和手指的灵活性下降,结合老人情况设定不同的难度。

(2)有专人在旁协助、引导,适时鼓励;可组织多位老人一起玩,增加乐趣。

(3)时钟板用后清洁,定期消毒。老人练习结束后洗手。

28
时钟调节

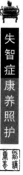
七、百变魔尺

1. 作用机制

采用 24 段魔尺，根据经典的鸭子、鸵鸟、孔雀、手枪、小狗、眼镜蛇、滑梯、长枪等魔尺图形，让老人模仿这些图案将魔尺转动变成相应的形状，或者根据老人情况鼓励自由创作新的形状。可以锻炼老人空间、颜色辨别能力，以及手部功能、手眼协调能力和思维能力。

2. 方法

（1）评估老人认知能力和手部功能，选择合适的魔尺，失智区老人选择 24 段即可。36 段、48 段魔尺可以折叠出更多、更复杂的图形，适合认知功能较好者。

（2）协助老人如厕，洗手，设定要求。

（3）将魔尺处于直线状态或者简单折叠状态，集体竞赛时大家的魔尺起始状态一致。

（4）展示目标图案，计时。

（5）老人根据展示的图案，转动、折叠魔尺，使之与展示的图案一致,完成作业。

(6)工作人员在一旁协助、指导。

3.注意事项

(1)失智老人辨别空间图形的能力和手指的灵活性下降,结合老人情况设定不同的难度。

(2)有专人在旁协助、引导,适时鼓励。

(3)可以老人单独进行,也可以集体竞赛的方式开展。

(4)魔尺用后清洁,定期消毒。老人练习结束后洗手。魔尺也可以老人自行保管,随时玩。

29
百变魔尺

八、百转魔方

1.作用机制

采用二阶魔方,通过眼睛辨色、大脑思考、手指灵活转动,使魔方转成一面同色,或者根据老人情况要求二面或者六面同色;或者采用三阶魔方,可以一人玩,也可多人一同竞赛。锻炼老人空间、颜色辨别能力,锻炼手部功能、手眼协调能力和思维能力。魔方是儿时常玩的玩具,有回忆疗法的作用。

2. 方法

(1)评估老人认知能力和手部功能,选择合适的魔方,二阶魔方简单,三阶魔方适合认知功能较好者。

(2)协助老人如厕,洗手,设定要求。

(3)将魔方处于起始状态,集体竞赛时大家的魔方起始状态一致。

(4)老人通过观察及动手、动脑,转动魔方,使之与展示的图案一致,完成作业。

(5)工作人员在一旁协助、指导。

3. 注意事项

(1)失智老人辨别空间图形的能力和手指的灵活性下降,结合老人情况设定不同的难度:一面同色、二面同色或者六面全部同色,也可以结合时间限定来增加难度。

(2)有专人在旁协助、引导,适时鼓励。

(3)可以老人单独进行,也可以集体竞赛的方式开展。

（4）魔方用后清洁，定期消毒。老人练习结束后洗手。魔方也可以每人一个自行保管，随时玩。

九、巧变七巧板

1. 作用机制

七巧板游戏是一款经典的积木游戏。将七块不同颜色、不同形状的积木进行不同组合，搭配出不同的图形（经典图形有小鱼、船帆、狐狸、袋鼠、人、运动员等），锻炼老人空间、颜色辨别能力，锻炼手部功能、手眼协调能力。七巧板也是儿时常玩的玩具，有回忆疗法的作用。

2. 方法

（1）评估老人认知能力和手部功能，选择适当的难度。

（2）协助老人如厕，准备用物。

（3）展示图案，设定要求。

（4）老人根据图案，通过对七巧板的排列方向、颜色、形状的调整，搭配成与展示的图形一致的图形,完成作业。

(5)工作人员在一旁协助。根据情况继续进行另外图形的搭配作业。

3. 注意事项

(1)失智老人辨别空间图形、颜色的能力和手指的灵活性下降,结合老人情况设定不同难度,也可以结合时间限定来设定难度。

(2)有专人在旁协助、引导,适时鼓励。

(3)可以老人单独进行,也可以集体竞赛的方式开展。

(4)七巧板用后清洁,定期消毒。老人练习结束后洗手。

(5)注意七巧板无尖角,选择环保的材料。

31
巧变七巧板

(四)益智游戏

1. 作用机制

通过组织老人参与一些趣味性的游戏活动,动手、动脑,既锻炼肢体,又锻炼大脑功能;同时这些儿时常玩的游戏活动又可促进老人回忆往事,获得情感的满足;集体活动增加趣味性,促进人际沟通。

2. 方法

借助游戏活动,在活动肢体、愉悦心情的同时融作业、思维与计算力训练于游戏中。游戏种类很多,主要介绍钓鱼游戏、滚球游戏、彩球归类、找不同、开心算术这几项。

3. 注意事项

(1)电子游戏有很多种类,根据老人心智及兴趣选择。

(2)控制玩电子游戏的时间,避免视疲劳。

(3)集体游戏注意协调,避免人际冲突。

(4)线下游戏注意器材材质环保,无尖角、尖钩等潜在损伤隐患。

(5)线下游戏活动注意安全,技巧类游戏注意保持平衡防跌倒,需要较强体力的游戏活动要注意不过于疲劳。

32
益智游戏

附录三 益智游戏项目

一、钓鱼游戏

1. 作用机制

一个鱼盘,上置许多小鱼,玩者手持鱼竿,垂下连接细线的鱼钩,鱼盘转动时鱼会张嘴,老人顺势将鱼钩伸入鱼嘴吊起小鱼或者通过磁吸作用吊起小鱼,放入身前的鱼筐中。一个鱼盘可供四人一起玩,相同时间内钓得多者胜出。这个游戏需要上肢和手部有较好稳定性和技巧性,在趣味活动中锻炼手眼协调性、上肢与手部功能,也锻炼心理稳定性。

2. 方法

(1)评估老人认知能力和上肢功能,组织能力相似的四位老人一同玩。

（2）鱼盘装好电池，四位老人手持相同的鱼竿（鱼钩鱼竿或者磁吸鱼竿），设定要求。

（3）打开开关，四人同时开始。

（4）专人协助，适时鼓励，增加乐趣。

3. 注意事项

（1）结合老人认知功能和兴趣，组织、鼓励老人参与游戏，注意小组成员尽量能力相近、没有暴力倾向，最好相互熟悉的人一起玩。

（2）鱼钩、鱼竿注意避免尖钩等有损伤隐患的材质。

（3）专人协调，适当奖励，避免人际冲突。

（4）鱼盘、鱼竿和小鱼等物品用后清洁，定期消毒。老人玩后洗手。

33
钓鱼游戏

二、滚球游戏

1. 作用机制

一副托盘，上有小球活动轨道，轨道通过双手拉、转，可以变换形状形成一个可供小球朝一个方向持续滚动的轨迹;参与者双手捧住托盘两侧,前后左右倾斜一定角度,并且变换轨道轨迹,促进小球朝一定方向滚动而不离开轨道。可以锻炼平衡感、空间控制能力和手部灵活性,锻炼上肢功能。

2. 方法

(1)评估老人认知能力和上肢功能,适合上肢功能、反应能力、平衡能力较好者。

(2)先进行热身练习,特别是控制彩球的运动速度与手部轨道变换协调进行。设定要求:一定时间内,通过变换轨道,使彩球朝一个方向运动而不跌落。可以以轨道变换次数来记成绩,若彩球跌落即结束此次游戏。多人组队玩时,小组所有人员的成绩总和作为小组成绩。

(3)专人协助,适时鼓励,增加乐趣。

3. 注意事项

(1)结合老人认知功能和兴趣,组织、鼓励老人参与游戏,最好相互熟悉的人一起玩。

(2)老人个人练习到熟练掌握后再组织竞赛活动,设置一定的奖品,增加乐趣。

(3)专人协调,帮助捡跌落的小球,避免老人弯腰捡球而引发直立性低血压或碰撞,预防跌倒等意外。

（4）托盘和小球等物品用后清洁，定期消毒。老人玩后洗手。

34

滚球游戏

三、彩球归类

1. 作用机制

彩球归类是一款电子游戏，从两色球三管到六色球八管共50个层级。通过合理归类，将不同颜色的小球归类在一个管内。可以锻炼老人的辨色和空间归整能力，同时通过手对触摸屏不同方向的点触，增加上肢活动，锻炼上肢功能。

2. 方法

（1）评估老人认知能力和肢体功能，结合老人兴趣，组队或者单独玩。

（2）老人坐于电子屏幕前，打开游戏界面，初次练习时先熟悉方法。

（3）点击要移动的彩球到相应的试管中，以最少的移动次数将不同颜色的球归类到同一个试管中。

五、康养照护技术与方法

73

（4）工作人员在一旁协助，从简到难，适时鼓励，增加乐趣。

3.注意事项

（1）失智老人辨别空间图形、颜色的能力和手指的灵活性下降，根据老人情况设定难度，从简单到复杂。

（2）既可用大的电子屏幕，多人共同参与游戏，也可使用 iPad、智能手机来玩。避免长时间玩电子游戏。

（3）有专人在旁协助、引导，适时鼓励，增加乐趣。

（4）电子屏幕每天用软布擦拭消毒。

35
彩球归类

四、找不同

1.作用机制

找不同是一款电子游戏，两张图有五个不同点，一一点出，正确者加分，点错减分。从易到难有不同层级，每一个层级图的不同点全部找出后再进行下一个更高难度层级继续辨认。可单独玩,也可组队进行比赛,以最终分数多少定胜负。锻炼老人空间观察能力,也通过手指及上肢的点触活动,锻炼上肢及手部功能,增进人际沟通能力。

2. 方法

(1)评估老人认知能力和肢体功能,结合老人兴趣,组队或者单独玩。

(2)老人坐于电子屏幕前,打开游戏界面,初次练习时先熟悉方法。

(3)比较两幅图,寻找不同处并用手指点击。找对全部五处不同后进入下一个较高难度的层级,再次辨认两幅图的不同处。以积分显示成绩。

(4)工作人员在一旁协助,从简到难训练,适时鼓励,增加乐趣。

3. 注意事项

(1)失智老人辨别空间图形及色彩的能力下降,根据老人情况设定难度,从简单到复杂。

(2)既可用大的电子屏幕,多人共同参与游戏,也可使用 iPad、智能手机来玩相应的游戏。避免长时间玩电子游戏。

36
找不同

(3)有专人在旁协助、引导,适时

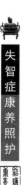

鼓励,增加乐趣。

(4)电子屏幕每天用软布擦拭消毒。

五、开心算术

1.作用机制

开心算术是一款电子算术游戏,通过不同难度的算术题,锻炼计算能力、反应能力。

2.方法

(1)评估老人认知能力和计算能力,组队或单独玩。

(2)老人坐于电子屏幕前,打开游戏界面,初次练习时先熟悉方法。

(3)显示一道加、减、乘、除不同难度的算术题,让老人从四个答案中选择一个正确答案。每题 10 分,按 1 分钟时间能做对多少题来计算总分,分数高者胜出。

(4)工作人员在一旁协助,从简到难训练,适时鼓励,增加乐趣。

3. 注意事项

(1)失智老人计算能力、注意力下降,根据老人情况设定难度,从简单到复杂。

(2)既可用大的电子屏幕,多人共同参与游戏,也可使用 iPad、智能手机来玩相应的游戏。避免长时间玩电子游戏。

(3)有专人在旁协助、引导,适时鼓励,增加乐趣。

(4)电子屏幕每天用软布擦拭消毒。

37
开心算术

六、辨色辨字游戏

1. 作用机制

表示颜色的字与颜色组合,字和颜色相匹配者点击"正确",否则点击"错误"。锻炼反应能力、空间辨色能力和手眼协调能力。

2. 方法

(1)评估老人认知功能和辨色、识字能力,组队或者单独玩。

（2）老人坐于电子屏幕前，打开游戏界面，初次练习时先熟悉方法。

（3）屏幕不断出现"红、黄、蓝、紫、绿"等字体，并配有不同颜色，让老人作出"正确"与"错误"的选择。有时间的限制，反应快且正确率高者总分高。总分高者胜出。

（4）工作人员在一旁协助，适时鼓励，增加乐趣。

3. 注意事项

（1）此款游戏适用于识字的老人，文盲或者严重失智者不适用。

（2）既可用大的电子屏幕，多人共同参与游戏，也可使用 iPad、智能手机来玩相应的游戏。避免长时间玩电子游戏。

（3）有专人在旁协助、引导，适时鼓励，增加乐趣。

（4）电子屏幕每天用软布擦拭消毒。

38
辨色辨字
游戏

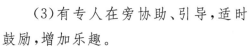
（五）感官刺激治疗

1. 作用机制

利用声音、气味、味道、影像、颜色及物体等对失智老人提供视、听、触、嗅、味觉等感官的适宜刺激，增进老人体验，舒缓情绪，缓解焦虑；同时，多感官适宜刺激，激活大脑皮层，促进神经系统的活动，延缓衰退；此外，熟悉的音乐、味道及其他适宜刺激亦可激发老人回忆往事，获得情感满足。

2.方法

（1）刺球手部触觉训练：选择用硅胶制的刺球，进行握球训练，有柔软的触觉体验，同时能够锻炼手的握力，维持自理能力。

（2）精油香薰：选天然精油，通过自然的香味舒缓心情，安抚情绪。避免香味浓烈、有刺激性的味道，避免选用用化学方法合成的香精。

（3）结合怀旧的电影、电视及音乐等视觉、听觉适宜刺激进行治疗：通过观看经典电影、老电视节目，欣赏经典音乐，接受适宜的视、听觉刺激的同时，通过回忆过往获得心理上的满足。

（4）结合作业疗法、游戏的触觉、视觉、听觉适宜刺激治疗：在各类作业疗法和游戏活动中，通过手指触觉、肌肉关节的本体感觉及视、听觉的适宜刺激，促进神经系统活动，延缓大脑衰退。

3.注意事项

（1）选择视、听、触、嗅、味觉等感官的适宜刺

五、康养照护技术与方法

激,避免强烈刺激引起不适。

（2）感官刺激要结合老人的喜好,避免恶性刺激。

（3）尽可能地维持老人的自理能力,让老人在日常活动中接受外界信息,自然地接受各类感官的适宜刺激,以维持身心健康。

39
感官刺激
治疗

（4）卧床的失能老人每天进行必要的抚触治疗,可增进皮肤触觉刺激,同时也可预防压力性损伤。

（六）园艺种植

1.作用机制

养老机构可以利用室外、室内空间开展园艺种植活动,可以于室内过道、阳台、露台等种植无土栽培的蔬菜或者盆景,室外空地可以种花草、蔬菜、瓜果等。可组织老人协助播种、管理施肥、浇水、防病虫害、收割等活动,在劳动中锻炼身体,学习种植知识,收获植物生长、开花、结果、收获过程中的喜悦和成就感,促进身心健康。

2.方法

（1）评估老人身心状况,种植活动适合自理能力尚好,能行走,对种植感兴趣的老人。

（2）根据老人兴趣和能力,结合养老机构内空间,选择种植项目。

（3）室外种植有专人翻耕土壤、培土,分片种植,有方便行走的步行道;室内利用合适的花盆或者无土栽培设施种植花草、蔬菜之类。

（4）组织老人播种子、浇水、持续维护和采摘等,宜分片或分盆负责,统筹管理。

（5）设置一定的激励机制,鼓励老人积极参与。

3.注意事项

（1）种植的植物应无毒、无害,选择的花架、花盆无尖角、无锐边等安全隐患。

（2）居室内慎放花草,对花粉等过敏者的居室及活动空间避免放置花草。

（3）组织失智老人参与种植活动,要有足够的协助人员进行一对一的陪伴和协助,防走失,预防发生种植工具伤人事件等。

40
园艺种植

（4）分组分片管理，避免老人疲劳。

▐▌（七）特色服务项目

1.手指按摩康复服务

（1）作用机制：如前所述，手部运动会刺激大脑，增加大脑血流量，对大脑皮层的活动和结构产生积极影响。为失智老人进行手指活动及穴位的揉、捏等疏通经络、提神醒脑，延缓大脑衰退，改善记忆、认知、情绪，增进舒适，提高生存质量。

（2）准备工作：与老人沟通，协助大小便。操作者和老人修剪指甲，取下戒指，清洁双手。操作者双手互搓至热，帮助老人取舒适体位，暴露双手。

（3）操作方法

1）揉搓手心、手背。操作者手指伸直，掌心相对，覆盖老人左手掌，上下揉搓按摩直至微微发热。同法完成右侧手揉搓。

2）弯指。操作者一手固定老人左手掌，使其掌心朝上，手指自然伸直。另一手弯曲老人左手拇指，稍用力按压，然后恢复自然状态，依次完成左手其余四指。同法完成右手。

3）伸指。操作者一手固定老人左手掌，使其掌心朝下,手指自然伸直。另一手帮助老人左手拇指背伸,稍用力,然后恢复自然状态,依次完成其余四指。同法完成右手。

4)捏指。操作者一手固定老人左手掌,使其掌心朝上,手指自然伸直。另一手大拇指和食指拿住老人手指,大拇指置掌侧,从指根到指尖依次按压。同法完成右手。

5)夹指。操作者一手固定老人左手掌,使其掌心朝上,手指自然伸直。另一手食指和中指夹住老人手指两侧,从指根到指尖依次夹压,稍用力。同法完成右手。

6)揉指。操作者一手固定老人左手掌,使其掌心朝上,手指自然伸直。另一手拇指和食指、中指拿住老人手指,拇指置掌侧,用指腹从指根到指尖依次旋转揉动老人手指。同法完成右手。

7)捻指。操作者一手固定老人左手掌,使其掌心朝上,手指自然伸直。另一手拇指和食指、中指的指腹依次夹持老人手指两侧,从指根到指尖捻动。同法完成右手。

8)摇指。操作者一手固定老人左手掌,使其掌心朝上,手指自然伸直。另一手拇指、食指拿住老人手指,固定指关节,左右、旋转摇动各指。同法完成右手。

9)拔指。操作者一手固定老人左手掌,使其手背朝上,手指自然伸直。另一手拇指、食指拿住老人手指,拇指指腹对老人手指背面,食指抵住老人手指掌侧,从指根到指尖拔拉,到指尖时稍用力快速拔出。同法完成右手。

10)弹指。操作者一手固定老人左手掌,使其掌心朝上,手指自然伸直。另一手拇指、食指的指腹依次捏紧老人各指的指尖,然后迅速张开。同法完成右手。

11)转腕。操作者一手固定老人左前臂,另一手握老人左手,前后、左右、旋转腕部。同法完成右手。

12)整理放松。用手揉搓老人手掌、手背,放松。

(4)注意事项

1)注意用力适当,以不致疼痛为度,严重骨质疏松者动作不宜过重,避免造成手指骨折。

2)操作前修剪指甲,夹指夹到指尖时避免夹指甲两侧,注意预防手指受伤。

3)手指手腕运动注意关节活动度,特别是有手指畸形等情况下,避免超过正常关节活动范围,防损伤。

4)动作缓慢柔和,压、捏、夹等动作由轻到重,再从重到轻,动作缓慢、深透。

5)练习过程中注意与老人沟通交流,与情志调养相结合,增进效果。

41
手指按摩
康复服务

2.手部穴位按摩仪理疗

(1)作用机制:利用按摩器按摩手指、手掌部,刺激相应穴位,疏通经络,增进手部和大脑血液循环,改善手部功能和认知功能,延缓大脑衰退,增进舒适,改善睡眠。

(2)方法

1)协助老人如厕,取舒适坐位,饮一杯温开水,放松身心。

2)按摩器放于桌上,连接数据线,检查按摩器功能。

3)老人双手互搓按摩手掌手背,张指、握拳数次活动手指;老人一手戴好一次性手套,伸入按摩器,放于舒适位置。

4)打开按摩器电源开关,按手的大小选择按摩模式和强度。

5)与老人交流,观察按摩过程中老人反应,根据实际情况调整强度。

6)两手各按摩 15 分钟左右。按摩结束,揉搓、活动手部。

五、康养照护技术与方法

7)记录,整理用物。

(3)注意事项

1)注意禁忌证:手部感染、炎症、损伤、骨折、手术、手部畸形及出血性疾病、服用抗凝药物、严重骨质疏松患者不宜进行按摩器手部按摩。

2)按摩前老人戴一次性手套。按摩器用后酒精擦拭消毒,保持按摩器清洁。

3)高龄老人按摩强度选择"轻度、中度"为宜,按摩持续时间不宜超过 30 分钟,避免按摩强度过大、按摩时间过长,预防意外损伤。

4)每天按摩 1 次,每周 5 次,3～6 个月为一个疗程。一个疗程结束后,对老人自理能力、认知功能及睡眠等情况进行评估,根据评估情况再行后续按摩。

42
手部穴位
按摩仪理疗

3. 远端缺血预适应(RIPC)训练仪训练

(1)作用机制:对人体肢体远端进行反复、短暂、无创伤的缺血预适应训练,激发人体免疫系统的应急机制,产生和释放内源性保护物质,如腺苷、缓激肽、一氧化氮等保护因子,减轻随后更长时间因为人体缺血缺氧造成的损伤,降低心脑血管疾病的致残率和死亡率。此外,大量临床研究发现,缺血预适应可以改善心血管功能,调节血压,改善睡眠,保护心、脑、肾重要脏器,并对血管性痴呆有较好的改善作用。

（2）适应人群:高血压病、糖尿病、冠心病、高脂血症等慢性病患者,与血管功能相关的认知功能障碍等患者。

（3）方法:事先于智能手机(安卓系统)上安装训练的应用程度。

1）协助老人如厕,取舒适坐位,饮一杯温开水,放松身心。

2）检查上肢情况,将袖带绑于一侧上臂。数据线连接手机。

3）打开手机,启动应用程序,按"开始"键,开始训练。

4）与老人交流,观察训练过程中老人反应。

5）记录训练开始时的血压、心率测值和训练结束时的测值。

6）训练结束松开袖带,整理用物。

（4）注意事项

1）老人坐于舒适位置,使肱动脉位置平心脏。袖带方向正确,数据线端朝向手指方向;绑的位置以距肘窝 2～3 厘米为宜;松紧以能伸入一指为宜。

2）上肢有伤口者暂停训练；不在输液侧上肢进行训练；偏瘫患者宜于健侧肢体上进行训练。

3）出血性疾病、服用抗凝药物、严重骨质疏松患者不宜进行缺血预适应训练。

4）训练强度逐步增大，老人适应训练后用标准训练强度即可，不建议用强化训练。

5）袖带每周清洗、日光照射消毒一次，主机用酒精擦拭消毒。接触性传染病患者用后及时消毒或者专人专用，用后袖带用相应的消毒液浸泡或煮沸消毒；训练仪主机和手机用擦拭消毒法消毒（袖带与主机分离方法：一手拿住主机，另一手拿住主机数据线端下方标有红色箭头的袖带，用力掰开分离袖带与主机）。

6）预适应训练时，手部感觉发麻、刺痛、发紫、显示红白斑点属于正常现象。若有其他异常或不适，按下"结束训练"或直接拔掉数据线即可停止训练。

7）每周训练 5 天，每天训练 1 次，每次训练 25 分钟，3～6 个月为一个疗程。一个疗程结束后，对老人自理能力、认知功能及睡眠、血压等情况进行评估，根据评估结果安排后续训练或遵医嘱进行训练。

43
远端缺血预适应（RIPC）训练仪训练

六、失智症康养照护实践探索

养老机构逐步开展失智症专区建设,除了环境改造外,康养照护内涵亟待提升。2021年,在国家卫生健康委南京人口国际培训中心的资助和几家机构的共同努力下,在前期中西医相结合的康养照护技术研发的基础上,共同开展失智症康养照护的

44

失智症康养照护实践探索

实践探索。①出版了《老年人康养照护技术》(融媒体教材)4册,拍摄了60余个康养照护技术视频;②制定了失智症康养照护目录、服务规范;③梳理和设计了26套认知训练小程序,借助大的触摸屏,配合线下环境设计和辅具设备开发,形成失智症康养照护一体化解决方案;④借助评估软件,建立"评估—计划—实施—评价"的科学照护实践和管理模式。

（一）嘉善县西塘镇社会福利养老服务中心失智症专区建设

1. 简介

嘉善县西塘镇社会福利养老服务中心（以下简称养老中心）位于西塘镇下甸庙村星福路，是一所集集中供养、社会寄养、临时救助、居家养老、康复与文体娱乐于一体的公建公营养老机构。养老中心于 2016 年 1 月 20 日投入使用，占地面积 4.64 亩，建筑面积 5500 多平方米，总床位数为 202 张。

2. 失智症专区建设

（1）硬件建设：随着入住的失智老人的增多，养老中心利用现有的硬件环境主动申请建设失智症专区，经西塘镇政府研究决定，拨专款于 2020 年进行失智症专区建设，并于 2021 年 1 月 15 日投入使用，总床位数为 51 张，已入住 51 位老人。

（2）软件建设：为使失智症专区服务有质的提升，向西塘镇政府申请并获得 5 万元的资金，由浙江省时代养老服务评估与研究中心陈雪萍教授带领团队开展失智症康养照护特色建设。专区服务团队共同参与环境设计及服务目录与服务规范的制定,同时组织所有服务人员参加失智症康养照护专项能力培训,以期规范地开展失智症康养照护服务。

(3)失智症专区康养照护实践

1)软环境设计与调整:在与项目组的充分沟通下,结合环境现状和将要落实的康养照护项目情况,将失智症专区划分为四大板块:①回忆区;②农耕区;③园艺疗法区;④益智游戏和作业区。

回忆区建设:以布置怀旧环境、摆放老物件、个人相册等与当前情况相联结,促使老人们将过去到现在发生的生命故事及变化联系起来,给予个人生命意义及持续存在的感觉,于老人回忆时的思考和交流过程中训练失智老人的思维和语言能力。主要作用有:促进老人思考,延缓病情进展;让老人获得情感的满足;改善老人不良情绪和精神状态。

农耕区建设:通过粮仓、农耕用具、作物生长过程、劳动果实等有特色的展示来引导老人回顾以往的生活,重新体验过去的片段,并给予新的诠释,协助老人了解自我、减轻失落感、增强自尊,通过对过去事件、情感及想法的回顾,帮助老人们增加幸福感、提高生活质量及对现有环境的适应能力。

园艺疗法区建设：失智区有一个较长的走廊，在此进行分段设计，种植模拟果树（有苹果树、橙子树、梨树、杧果树、葡萄树、草莓），并在树上装有磁贴，贴上相应的水果，组织老人进行实地采摘，更直观地学习并辨认各类水果，体验收获过程中的喜悦和成就感，促进身心健康。

益智游戏和作业区建设：通过组织老人参与一些有趣味性的活动，不仅可以锻炼老人的肢体功能，还可以锻炼老人的大脑功能。同时利用这些儿时常玩的游戏活动促进老人回忆往事，获得情感的满足。集体活动增进人际沟通能力。游戏的种类有趣味跳房子、拼图、穿衣、找不同、巧变七巧板、开心算术等。借助游戏活动，在活动肢体、愉悦心情的同时融作业、思维与计算力训练于游戏中，不断丰富老人日常生活，增添乐趣。

2）康养技术落地：按照项目组计划及提供的康养服务目录、服务规范及康养技术等有序推进康养照护技术应用，认真组织员工学习和开展各类老年人健身健脑活动、益智游戏、作业疗法、手指按摩等服务。

学习先行：不仅要求失智症专区所有服务人

员参加学习,还要求院长、护理主管、护理员组长以及全院护理员都参与,院长带头参加线上、线下学习。考核通过获得培训合格证书,并将此纳入绩效考核,给予一定的奖励。

学以致用:第一次现场培训后,根据项目组提供的视频,要求护理员学以致用,指定护理员每天早上安排老人集体做经络拍打操和益智手指操,同时将手指按摩康复服务项目、远端缺血预适应训练项目、按摩器手部按摩服务项目列入失智老人的服务计划中,每位护理员每天对自己负责的2位老人(包括卧床老人)进行一对一康复锻炼,包括肢体被动运动等。

各类活动与墙面文化建设相融合:将回忆疗法、园艺疗法、益智游戏活动、作业疗法等活动内容与墙面文化设计相融合,如在走廊地面设计趣味跳房子游戏的图形,老人可以组队随时玩跳房子游戏;在走廊一端墙壁设计果园,果树上"磁贴"水果,可组织老人玩采水果游戏;同样,穿衣、拼图、百变魔尺、百转魔方、巧变七巧板等作业游戏有些可以直接在墙壁上开展,有些可以根据墙壁上的图案来作业;老人可以在美丽西塘的风景前小憩,也可以在曾经的"农家小园"中回味丰收的喜悦。如此,丰富并促进各类老人的活动,锻炼身智功能,延缓失智病情。

营造氛围:西塘镇社会福利养老服务中心非城市养老机构,入住老人大多来自农村,对于各类活动的认知和积极性不如城市老人。我们每天组织老人集体做操,工作人员和老人共同参与,同时将这些照片和视频即时发送到亲属的微信群中,营造积极向上、努力促进健康的生活氛围,得到大家的共鸣和支持。推行的融中西医原理的经络拍打操、益智手指操、手指手掌按摩很适合老人,老人们每天都很期待参与其中,卧床老人也能得到合适的康养服务。

规范践行:项目组提供了一套康养服务的方法,并制定了服务规范。我们按服务规范提供服务,同时规范记录,也尝试对活动成效进行评价。目前,我们利用智慧软件系统对失智区老人进行定期的生活能力、沟通能力、认知功能的评价,对康养成效进行观察,以提升我们的服务能力。

(4)经验与展望:康养照护技术的落地可以为不同失智程度的老年人提供较好的服务和体验。组织和鼓励人员学习可以转变理念,促进康养服务技术的落地和创新;良好的氛围可以激发老人的积极性,形成服务人员和老人及家属互动促进的良性循环。

这次尝试坚定了我们继续推进康养服务的决心，在未来的颐养楼改建中，期待"以中医照护为主要特色的全护理照护模式"的建设。同时，对康养服务实施的成效，我们也将努力开展一些研究工作，对一些个案持续观察，以期为失智老人照护提供借鉴。

45

嘉善县西塘镇社会福利养老服务中心失智症专区建设

（二）宁波江北慈城步韬益寿院失智症专区建设

1. 简介

步韬益寿院位于享有"慈孝文化之乡"美誉的历史文化名镇宁波市江北区慈城镇，由慈城镇人民政府投资兴建，项目占地面积 6900 平方米，总建筑面积 7810 平方米，拥有床位 187 张，2014 年 9 月 28 日登记设立，2015 年 5 月起委托宁波颐乐园运营管理，实行公建民营模式。步韬益寿院是一家集生活照护、医疗护理、文化娱乐等服务为一体的综合型养老服务机构。

步韬益寿院主体建筑分南北休养楼、行政办公楼、餐饮活动楼和医疗服务区，房型有双人间、

六、失智症康养照护实践探索

三人间、五人间;内设休养区、服务接待大厅、康复理疗室、多功能活动室、生活能力评估室、临终关怀室、多媒体电教室、社工工作室、心理咨询室等功能区域。2020年,在陈雪萍教授团队指导下设立失智症专区"银晖忆站",具备开展回忆疗法、作业疗法、运动疗法、感官刺激疗法等全面的认知障碍康养护理功能。

步韬益寿院目前在院老人130名,有员工40名,其中养老服务管理专业大专毕业生11名,拥有养老护理技师、高级养老护理员、护士、健康管理师、社会工作者等专业人员20名。步韬益寿院是宁波市首批长期护理保险试点单位,是宁波大学附属第一医院、宁慈康复医院医护康养一体化建设合作共建单位。2017年首批通过宁波市AAA级养老机构评审,2018年通过江北区AAAAA级社会组织评审,2022年获评浙江省首批四星级养老机构。

2. 失智症专区建设

步韬益寿院失智症专区设立在北休养楼五楼,取名"银晖忆站",寓意:充满阳光和爱心的幸福家园,让老年人尽享余晖,追寻岁月记忆,珍惜当下生活。

"银晖忆站"为独立平层照护单元,总建筑面积约700平方米,设有护理服务台、餐饮服务区、室内活动区、室外活动区,共有居室7间,照护床位17张。

经过数月的运营,"银晖忆站"从老人及家属的抵触转变为乐于生活其中,得到家属及社会各界的广泛认可。益寿院也成为宁波市失智老人关爱项目协作单位。相关建设经验可供同行借鉴。

（1）改建之前专业团队介入

失智症专区建设,重在服务内涵的提升,服务内涵又与环境设计相关联。为此,我们于2020年决定建设专区时,请专业团队在开建之前介入,对环境选择、布局及功能区块设计进行通盘考虑。

1）确定康养服务目录。根据入住老人的特点、场地条件,结合当地的文化习俗及我院的技术力量,确定专区设置回忆疗法、运动疗法、园艺疗法、作业疗法、感官刺激治疗及日常生活能力训练等康养服务功能,并初步确定服务项目。

2）合理布局专区环境。根据楼层现有条件,合理布局空间功能。利用宽敞的公共走廊,设置活动区兼具作业疗法、就餐功能;墙面装饰与开展的作业疗法相呼应;利用走廊一端电梯前室的宽敞空间,设置了运动区、休息区、书画桌,并在侧面

六、失智症康养照护实践探索

97

的小房间设置回忆疗法功能区;走廊另一端连通室外空间,设置园艺及户外休闲区;过道墙面与空间辨别、注意力训练活动相结合。

3)提前考虑设施、设备的安全和实用细节。金菁老师在失智症装修期间入住养老机构一周,与施工者和管理团队充分沟通,落实各个方面的细节。①门禁、监控及报警系统:所有出入口配备门禁系统,公共区域监控全覆盖,设置消防喷淋系统及报警装置,每床及卫生间装有紧急呼叫按钮,护理员 24 小时在岗。②高差整改,窗户开启安全限位,电梯、消防栓门、弱电间门等区域进行隐藏式设计,电梯配有语音提示。③家具、室内装饰无尖角,桌边有抓握功能,方便老人站立和坐下,椅子有存放手杖功能。④导向标识清晰,居室、衣柜、卫生间分别采用床、衣服、马桶等直观的图形识别标志,促进认知。⑤作业疗法的物品除了考虑老人适用之外,避免选择带有尖角、尖钩有损伤隐患的物品。⑥ 采用恒温水龙头防烫伤。⑦色彩、灯光配备适合老年人。

(2)失智症专区建设与运营取得较好成效

1)培训先行。为较好促进失智症专区的建设和康养服务的落实,组织员工参加"失智症康养照护"专项能力培训,经理论和技能考核合格获得相应的培训证书。通过培训提升认识,掌握方法。同时,院长带头参加"老年保健与管理"专业成人教育,形成较好的学习氛围,不断促进相关工作。

2)环境设计配合辅具应用较好促进康养照护技术落地。经过团队的努力,怀旧室收集了明清以来老物件近 200 件;配备了智能一体化认知评估及康复训练系统,包含认知干预触屏游戏互动训练系统、失智症康复视频和失智症基础理论基本技能教学视频;配备了远端缺血预适应(RIPC)训练仪,配备了各种健身健脑和益智类活动器材。一线护理员借助这些设施、设备较好地开展小组活动、作业疗法、运动疗法、音乐疗法、怀旧疗法、感官刺激疗法等丰富的认知障碍康养服务。

3)良好的环境和开展康养活动促进"银晖忆站"顺利运营。"银晖忆站"建成初期,很多居住在院内的老人和家属抱有偏见,认为失智症专区就是全封闭区,限制老人的自由,没有幸福可言。为此,我们分批组织院内老人和有针对性地邀请家属参观"银晖忆站",让他们了解这个区域完善的服务设施,解释封闭只是相对,是针对认知障碍老人采取的必要安全措施,不是不能自由活动,只是

六、失智症康养照护实践探索

下楼活动需要我们护理员或家属陪护。在运营初期,我们在"银晖忆站"举办了多场老人集体生日会和益智益脑游戏活动,参观怀旧室,让老人消除疑虑,并逐渐产生好感和依恋。我们拍摄了活动照片和视频发送给一部分适合入住的失智老人的家属,慢慢地得到家属的理解与支持,使"银晖忆站"得以顺利进入运营阶段。

4)丰富的康养活动促进老人身心康复。运营3个月来,我们对老人进行科学的认知评估,利用丰富的活动器材和服务功能,对不同程度认知障碍老人开展有针对性的认知康养服务,如穿衣、开锁、调时钟等日常生活能力训练及色球分类、钓鱼、拼图等益智游戏;对部分肢体功能正常的老人开展套圈、投篮、跳房子、打地鼠、切水果等健身健脑运动;经常带老人参观怀旧室,使老人在与这些老物件的触摸与视觉刺激中,勾起对过往岁月的回忆,激发老人的语言表达和自我价值感。另外,每天护理员带领老人做手指操,慢慢地使老人从不愿做、不会做变得自觉做、习惯做,手指的灵活性明显提高。

5)团队分工深入开展认知障碍康养服务。失智老人是一个非常特殊的群体,不仅需要完善的康养设施,更需要护理员具备良好的职业素养,爱心、耐心和细心尤为重要。我院经综合考虑，组成"护理员＋助力天使"的康养服务团队开展服务。护理员选拔充分考虑文化程度、护理经验、孝爱品德、个人才艺等多方面因素，以日常生活照护为主，与老人吃住在一起，24小时在岗，视老人为亲人。护理员每天早晚两个时段会陪护老人下楼活动，在庭院散步赏花，在乌龟池驻足喂食，在长廊休憩，也会组团参加院里文化娱乐活动，不是一家人，胜似一家人！渐渐地不再有人说"银晖忆站"就是让老人失去自由，而是投去羡慕的目光，那些老人被大家认为是全院最幸福的休养员；此外，我们成立了由三位"95后"大学生组成的"助力天使"小组，他们毕业于"老年保健与管理"专业，参加过失智症康养照护专项培训，重点负责开展认知康复服务，包括组织小组活动、引导做健身操、运用远端缺血预适应（RIPC）训练仪及指导使用智能一体化康复训练系统，开展丰富多彩的日常康养服务活动。依托年轻人的作用，后续希望能开展有关康养成效的一些研究工作。

　　我院失智症照护专区虽然建立时间较短，但在专业团队的倾力支持下，在院领导的高度重视和团队

46
宁波江北慈城步韬益寿院失智症专区建设

成员的努力下,已成为我院服务的一个亮点和一张亮丽名片,受到各级主管领导、同行和家属的一致好评。

(三)义乌市怡乐新村养老服务中心失智症专区建设

1. 简介

义乌市怡乐新村养老服务中心占地面积 156 亩,建筑面积 152746 平方米,总设计床位 2622 张,是浙江省目前单体设计规模最大的养老服务机构。服务中心分为南院和北院,共有 17 栋老年公寓,3 栋配套设施用房(包括一家二级非营利性老年康复医院、两个食堂和一个老年活动中心)。老年公寓分为标间、小套间、合套间三种户型,房间 24 小时供应热水。配有医疗康复、健身娱乐、书画阅览、棋牌电脑等保健休闲场所。

义乌市怡乐新村养老服务中心的前身是义乌市怡乐新村(社会福利中心),成立于 2001 年 2 月,隶属于义乌市民政局。2015 年 5 月,义乌市民政局推出"公建民营"模式,上海佰仁健康产业有限公司的子公司上海莱康企业管理有限公司承接经营,并由佰仁堂管理团队进行院内管理,依托佰仁堂连锁化经营模式,以"双失"(失能失智)老人作为主要服务对象,立志义乌,将怡乐新村打造成"中国一流、具有鲜明特色的健康养老机构"。

2.失智症专区建设

失智症是由脑部疾病或其他原因导致的一系列以记忆和认知功能损害为特征的综合征。失智老人对环境的适应能力比其他人更低,更加敏感。从失智老人对于空间和环境要求的特点出发,搭建好失智症友好居住环境,关键在于要匹配老人的实际情况及需求,始终坚持以老人为中心,从细节做起。而记忆力损害作为认知功能损害中突出的临床表现,这就要求我们在环境设计中着重记忆训练。在失智症专区建设中,除硬件设施、设备符合失智老人康养照护要求以外,我们着重对环境方面加以建设,主要体现在以下几个方面。

(1)居住环境去机构化。对老人的居住房间、活动空间采用个性化布置,添加具有特殊意义的标志性物件,帮助老人缓解陌生感、恢复情感记忆。

1)"记忆圈"门牌设计引领老人正确入室。除了按养老机构服务规范设置门牌以外(设有姓名、房号、护理等级等信息），设置个性化门牌，在房门口合适位置设计大小"记忆圈"，里面存放与老人有关的照片和物品，可引导老人进入房间，同时起到促进回忆的作用（见图 7）。

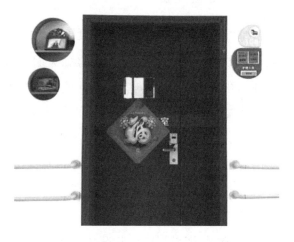

图 7　居室门牌上的"记忆圈"

2）居室"作品"摆设促进老人对近期事物的记忆和激发活动的兴趣。根据老人的使用习惯，居室内的桌面、床头柜等处放置老人日常用的物品，特别是将老人日常活动创作的"作品"作为饰品摆放于居室内合适的位置，老人对"作品"的熟悉感有助于增进其对近期事物的记忆，同时促进老人参与各类手工活动的兴趣（见图 8）。

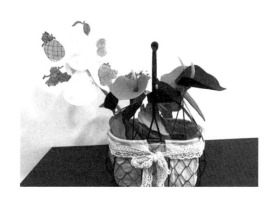

图 8　居室"作品"摆设

3）床头"我的生活"唤起远期记忆。以"我的
生活"为主题,床头墙面上贴上与老人生活经历关
系密切的照片、物品等,重现老人过去生活片段
（见图 9）。老人对此的"熟悉感"让老人有归属感
和安全感,有助于唤起远期记忆,辅助回忆疗法锻
炼脑部功能,延缓认知衰退。

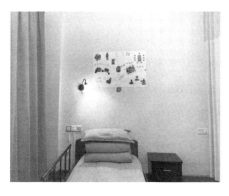

图 9　床头"我的生活"

4)公共区间墙面装饰能反映 20 世纪八九十年代当地老人创业历史的物件。义乌老人当年的艰苦创业使得义乌小商品闻名世界,将当地的特色"拨浪鼓""鸡毛换糖"等标志性物件作为墙面装饰品(见图 10)。这些具有特殊意义的物件常常给老人之间的交流带来共同的语言,起到较好的促进远期回忆和增进人际交往的作用。

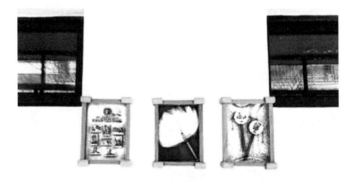

图 10　当地特色的公共区间墙面装饰

5)走廊景观设计避免隔绝感。在走廊两侧以"沙滩、树林"为主题进行布置,减轻专区与外面隔离的室内感和沉闷感,愉悦身心(见图 11)。

(2)活动空间设计与运动、作业疗法等康养服务方法相融。

1)设立失智老人活动图片及作品展示区域。在活动室的墙面制作相片集,放置老人近期活动

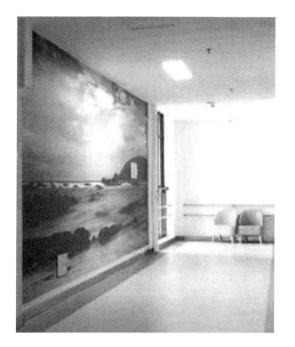

图 11　走廊景观设计

照片,帮助老人重复回忆近期事情,增强近期记忆。同时,作业疗法中设计了许多老人手工制作活动,老人的手工作品在活动室展示区展示,结合评比等活动,一方面能激发老人的参与兴趣,增进交流,另一方面也可以训练记忆能力和注意力(见图 12)。

　　2)融合作业疗法的墙面装饰。在活动空间的墙面挂上一些日常用品作为装饰物,这些装饰物同时作为作业疗法的一部分,如时钟与时间校正、

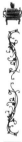

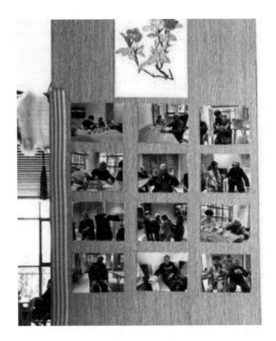

图 12　近期活动图片展示区

时装与扣扣和系带训练、迷宫与空间辨别能力训
练、数字与计算能力训练等（见图 13）。

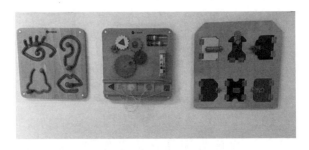

图 13　融合作业疗法的墙面装饰

3)融合触觉治疗的墙面风景。走廊墙面的风景设计,配合触感墙及一些饰品,可增加风景的真实感,同时柔软的、凹凸的不同感觉可以进行触觉治疗。

47

义乌市怡乐新村养老服务中心失智症专区建设

（四）温州市瓯海区睦邻颐养中心失智症专区建设

1. 简介

温州市瓯海区睦邻颐养中心坐落在风景秀丽的景山公园内,是一所集养老、娱乐、学习、医疗、康复为一体的综合性颐养中心。中心建筑面积8500平方米,绿化面积逾4500平方米,共有高品质养老床位200张,其中失智症专区床位50张,医疗床位20张。秉承适老化、安全、温馨、环保的设计理念,按照五星级养老机构标准打造,可满足不同老人个性化需求。中心内设医疗机构,是温州市长期护理保险定点单位。

中心以老人需求为核心,以老人为服务群体,发展各类衍生产业,形成养老、家政、医疗、职业技能培训四大产业板块。以"机构＋医疗＋居家"三位一体相结合的服务模式,秉承"科技、创新、共赢、发展"的企业宗旨,倡导"忠于职守、尊重老人、热情积极"的服务意识,提供"九心"特色服务:爱心、细心、诚心、放心、贴心、省心、开心、舒心、暖心。设立六大服务中心,即医疗康复中心、健康管理中心、专业照护中心、后勤保障中心、文化交流中心(睦邻学院)及社工调度中心,全方位为老人颐养保驾护航。

2. 失智症专区建设

中心于 2021 年、2022 年分别建设了 30 张、20 张失智症专区床位,采用单元式布局,从环境、活动及生理、心理等各方面营造了适合认知障碍老人的宜居氛围(见图 14),配套设置了餐厅、公共客

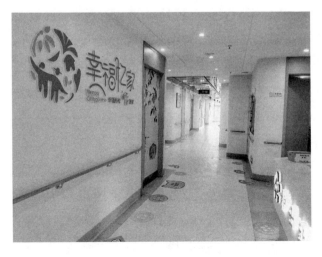

图 14   失智症专区一角

厅、公用卫生间、助浴室、怀旧场景以及活动、认知训练、作业疗法、五感疗法、运动疗法等训练场所和功能用房，打造了富有睦邻特色的怀旧生活场景和熟悉的生活环境。

（1）环境设计：怀旧氛围融入专区的各个区域，这通过怀旧物品展示、怀旧场景等元素多元化打造（见图15）；园艺区结合"真假"动植物设计，不仅打造成具有园艺治疗作用的乐园，更是打造成为赏心悦目的休闲一角；康复区配备各类康复设备、作业疗法训练设备、益智训练设备等，专业康复师定期指导；另外，打造了情感宣泄区、情感交流区、情绪缓冲区等场所。

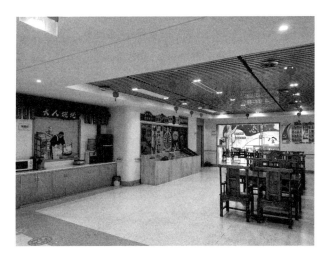

图 15　怀旧与集市区

(2)特色康养服务

1)睦邻学院：专区活动结合学院多样化课程，让老人在玩中学、玩中乐、玩中维持身体功能，同时结合"时间银行"鼓励参与各种活动。相应积分兑换"睦邻币"在院内流通，可以到"集市"中交易，较好激发了老人参与活动的积极性。

2)睦邻集市：利用"睦邻币"，通过模拟水果、蔬菜、布匹、怀旧玩具等交易，维持老人记忆功能和社交能力。

3)康复训练：专业康复师为每位失智老人制订康复计划，一人一方案，利用各类康复设备、作业疗法训练设备、益智训练设备开展分类训练、综合训练等各项康复训练。护理员组织老人开展各类活动，如算术比赛、火眼金睛、语句填空等训练，尽可能地延缓老人肢体功能和认知功能的衰退。

48
温州市瓯海区睦邻颐养中心失智症专区建设

（五）宁波颐乐园失智症专区建设

1.简介

宁波颐乐园是由宁波市政府主导、宁波市慈

善总会主办的公益性养老机构。全园占地面积103亩,建筑面积6.8万平方米,总投资1.9亿元。颐乐园分三期建设,分别于2001年、2005年和2014年运营,可用床位数1200张,目前入住老人1150余人。

颐乐园建筑具有江南水乡韵味,庭院风格。园内建有宁波颐康医院、宁慈康复医院,有健身房、台球房、阅览室、书画室、影视厅、多功能厅、室外门球场等30多个各类文体活动场所,另外还配有理发室、洗衣房、小卖部、图书馆及3所食堂等生活设施。设有市老年大学分校、2路公交车终点站等配套设施,有党支部、工会、妇委会等组织,集医疗、康复、护理、健身、学习、娱乐于一体。

颐乐园坚持"一切为老人健康长寿"的宗旨,努力探索一条社会福利社会办的新路子。围绕老年服务,既着眼于社会效益,又引进市场经济机制,促使颐乐园可持续发展。此外,目前宁波颐乐园连锁经营宁波江北慈城步韬益寿院、鄞州颐乐养老服务中心、高新区颐养院3家养老机构以及江北区慈城镇慈湖人家和维拉小镇两家社区居家养老服务中心。

颐乐园先后获得全国养老服务放心机构十佳单位、浙江省养老服务社会化示范单位、浙江省先进养老机构、宁波市文明单位、宁波市民政局颁发的 AAAAA 级社会组织等荣誉。

2. 失智症专区建设

颐乐园从 2015 年开始建立失智症专区,2022 年重新进行装修,共 98 张床位。新装修的失智症专区分为室外活动区、作业疗法区、怀旧区、就餐区等空间,各类活动以失智老人安全、快乐、充实地生活为中心,落实各类康养服务。

(1)合理布局,做好失智症专区的软环境设计。请专业团队帮助设计,充分利用实际空间环境,在作业疗法和活动区的一角设立怀旧区,合理摆设怀旧专柜及其物品,形成相对独立的空间,不至于与活动区相冲突;作业疗法区,墙面的软装设计与日常作业训练相融,七巧板、魔尺等图案上墙,可以方便日常训练;室外空间既与园区优美的环境相融,同时又相对独立,加上配套的报警和照护体系,确保老人安全。同时,出入口、门、消防栓等做好隐藏式设计。

(2)规范先行,培训促进,一体机辅助康养照护技术落地。团队参与国家卫生健康委南京人口国际培训中心的"失智症康养照护内涵建设"项目,参与制定康养照护规范和服务流程,并请该项目负责人陈雪萍教授团队来培训护理员,提供康养照护一系列视频,同时购置失智症康养照护一体机。借助视频,促进护理员带领失智老人每天进行经络拍打操、手指操等益智保健操锻炼;借助一体机,组织老人进行计算能力、注意力、空间辨别能力、思维能力、肢体活动能力等训练以及绘画、阅读等活动,促进30余项康养照护技术落地。

(3)失智康复训练周计划、失智训练个案记录表导向规范服务。每位失智老人入住时进行规范的评估,入住后每半年进行常规评估,有变化及时评估;园内康复医院的康复师参与评估,并提出康复指导意见;评估后由社会工作师制订一周康养训练计划,指导、监督护理员执行落实,并按要求记录失智训练个案记录表。失智老人的康养活动形式多样,如怀旧疗法有"看老照片、回忆往事、看老电影、看越剧"等;园艺疗法有"种多肉、赏园内花草活动"等;作业疗法有"搭积木、拼图、折纸、包饺子、叠衣服比赛"等;益智运动疗法有"手指操、经络拍打操、园中散步"等,还有各类绘画、打扑克、搓麻将等活动,并建立相应的积分激励机制,将失智老人的康养活动融合在日常生活活动中。

49
宁波颐乐园失智症专区建设

参考文献

［1］黄惠娟,陈雪萍.老年人康养照护技术:融媒体版［M］.杭州:浙江大学出版社,2021.

［2］陈卓铭.精神与认知康复［M］.北京:人民卫生出版社,2017.

［3］李霞.帮我记住这世界:临床医生写给认知症家庭的32个小故事［M］.上海:上海科技教育出版社,2018.

［4］Liu B B，Chen X P，Li Y，et al. Effect of passive finger exercises on grip strength and the ability to perform activities of daily living for older people with dementia：a 12-week randomized controlled trial［J］. Clinical Interventions in Aging，2018，13：2169-2177.

［5］Zheng J Y，Chen X P，Yu P. Game-based interventions and their impact on dementia：a narrative review［J］. Australasian Psychiatry，2017,25(6)：562-565.

［6］刘炳炳.被动手指操对老年期痴呆患者的效果

观察［D］.杭州：杭州师范大学，2015.

［7］郑佳映，陈雪萍.体感互动游戏在老年痴呆患者中的应用研究［J］.护理学杂志，2018，33（9）：5-9.

［8］郑佳映.体感互动游戏干预在老年期痴呆症患者中的效果观察［D］.杭州：杭州师范大学，2017.

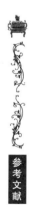

相关图书推荐

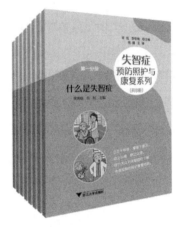

失智症预防照护与康复系列
（共 8 册）
ISBN 978-7-308-21066-9

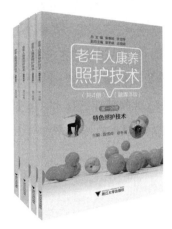

老年人康养照护技术
（融媒体版，共 4 册）
ISBN 978-7-308-21249-6

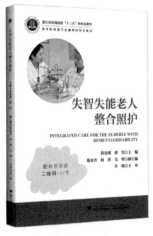

失智失能老人整合照护
ISBN 978-7-308-21692-0

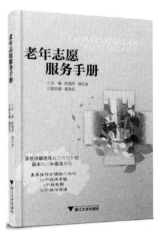

老年志愿服务手册
ISBN 978-7-308-15709-4